河南省护理学会组织编写

健康中国·跟我学护理·全媒体科普丛书

总主编 宋葆云 孙 花

口腔护理 细致入微

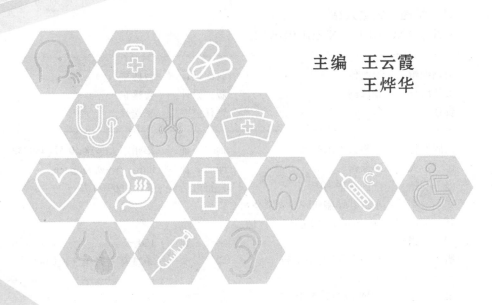

主编 王云霞
王烨华

郑州大学出版社

·郑 州·

图书在版编目(CIP)数据

口腔护理　细致入微／王云霞,王烨华主编. — 郑州：郑州大学出版社,2020. 11(2023.7 重印)

(健康中国·跟我学护理·全媒体科普丛书/宋葆云,孙花总主编)

ISBN 978-7-5645-7213-6

Ⅰ. ①口… Ⅱ. ①王…②王… Ⅲ. ①口腔科学 - 护理学 Ⅳ. ①R473.78

中国版本图书馆 CIP 数据核字(2020)第 157635 号

口腔护理　细致入微

KOUQIANG HULI　XIZHI RUWEI

策划编辑	李龙传	封面设计	曾耀东
责任编辑	张彦勤	版式设计	曾耀东
责任校对	薛 晗	责任监制	李瑞卿

出版发行	郑州大学出版社	地　址	郑州市大学路 40 号(450052)
出版人	孙保营	网　址	http://www.zzup.cn
经　销	全国新华书店	发行电话	0371-66966070
印　刷	永清县晔盛亚胶印有限公司		
开　本	710 mm×1 010 mm　1 / 16		
印　张	7.75	字　数	120 千字
版　次	2020 年 11 月第 1 版	印　次	2023 年 7 月第 2 次印刷

书　号	ISBN 978-7-5645-7213-6	定　价	29.00 元

本书如有印装质量问题,请与本社联系调换。

健康中国·跟我学护理·全媒体科普丛书

作者名单

丛书编写委员会

主　审　王　伟

总主编　宋葆云　孙　花

编　委　（以姓氏首字笔画为序）

于江琪　王　伟　王云霞　牛红艳

方慧玲　田　胜　冯英璞　兰　红

兰云霞　邢林波　成巧梅　刘　姝

刘延锦　孙　花　孙明明　孙淑玲

李秀霞　李拴荣　吴松梅　吴春华

宋葆云　张红梅　张林虹　张玲玲

周诗扬　周彩峰　姜会霞　黄换香

本册编写委员会

主　编　王云霞　王烨华

副主编　顾　月　李慧川

编　委　（以姓氏首字笔画为序）

马　莹　王云霞　王烨华　王　鑫

田莉萍　李　平　李慧川　顾　月

郭　琼

视频制作编辑　王云霞　王烨华　李　平

王雪瑾

组织单位

河南省护理学会

河南省护理学会健康教育专业委员会

创作单位

郑州大学第一附属医院

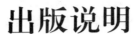

出版说明

　　健康是人的基本权利，是家庭幸福的基础，是社会和谐的象征，是国家文明的标志。党和国家把人民群众的健康放在优先发展的战略地位，提出"健康中国"战略目标，强调为人民群众提供公平可及的全方位、全周期的健康服务。这就要求护理人员顺应时代和人民群众的健康需求，以健康科普为切入点，加速促进护理服务从"以治疗为中心"转向"以健康为中心"，精准对接人民群众全生命周期的健康科普、疾病预防、慢性病管理、老年养护等服务领域，为人民群众提供喜闻乐见的优秀护理科普作品，不断提高人民群众的健康素养及防病能力。这是时代赋予护理工作者神圣的使命和义不容辞的职责。

　　河南省护理学会健康教育专业委员会组织百余名护理专家，深耕细作，历时两年，编写这套"健康中国·跟我学护理·全媒体科普丛书"，其作者大多是临床经验丰富的护理部主任、三级医院的护士长、科普经验丰富的优秀护师、护理学科的带头人。她们把多年的护理经验和对护理知识的深刻理解，转化为普通百姓最为关心、最需要了解的健康知识和护理知识点，采用"一问一答"的形式，全面解答了各个专科的常见病、多发病、慢性病的预防知识、安全用药、紧急救护、康复锻炼、自我管理过程中的护理问题。同时，对各个学科最新的检查和治疗方法做了介绍，以帮助和指导患者及其家属正确理解、选择、接纳医生的治疗建议。本丛书图文并茂，通俗易懂，紧跟时代需求，融入微视频，扫码可以观看讲解，通过手机可以分享，丰富了科普书创作形式，提升了科普作品的传播功能。丛书共有16个分册，3 000多个问题，800多个微视频，凝聚了众多护理专家的心血和智慧。

　　衷心希望，我们在繁忙的工作之余总结汇编的这些宝贵的护理经验能给广大读者更多的健康帮助和支持。让我们一起为自己、家人和人民群众的健康而努力。同

1

时,也希望这套丛书能成为新入职护理人员、医护实习人员、基层医护人员和非专科护理人员开展健康科普的参考用书。让我们牢记医者使命,担当医者责任,弘扬健康理念,传播健康知识,提升全民健康素养,为健康中国而努力。

在此,特别感谢中华护理学会理事长吴欣娟教授为丛书作序。向参加丛书编写的所有护理专家团队及工作人员表示衷心的感谢,向河南省护理学会各位领导及健康教育专业委员会各位同仁给予的支持致以诚挚的谢意。衷心地感谢协作单位及制作视频的护理同仁为此工程付出的辛苦努力!

河南省护理学会健康教育专业委员会

2019 年 5 月

序

　　现代护理学赋予护士的根本任务是"促进健康,预防疾病,恢复健康,减轻痛苦"。通过护理干预手段将健康理念和健康知识普及更广泛的人群,促使人们自觉地采取有利于健康的行为,改善、维持和促进人类健康,是一代又一代护理人探索和努力的方向。

　　河南省护理学会组织百余名护理专家,深耕细作,历时两年,编写这套"健康中国·跟我学护理·全媒体科普丛书"。本套丛书共有 16 个分册,3 000 多个问题,800 多个微视频,全景式地解答了公众最为关心、最需要了解的健康问题和护理问题。丛书图文并茂,通俗易懂,采用"一问一答"的方式为广大读者答疑解惑,悉心可触,匠心可叹。丛书融入了生动的微视频,可以扫码收看讲解,可谓是一部可移动的"超级护理宝典",是全媒体时代创新传播的成功典范。

　　健康科普读物带给人们的不仅仅是健康的知识,更能让人们在阅读中潜移默化地建立起科学的健康行为方式,这是我们赋予健康科普书籍的最终意义。愿这套护理科普丛书的出版,能够为全国 400 多万护理同仁开启健康科普和科普创作的新征程,不忘初心,不负使命,聚集力量,加速护理服务精准对接人民群众全生命周期的健康科普、疾病预防、慢病管理、老年养护等服务领域需求,让健康科普成为常态化的护理行动,使其在护理工作中落地生根,让护士真正成为健康科普及健康促进的倡导者和践行者,为中国梦和人类的健康做出新的贡献!

　　在此,我谨代表中华护理学会向参加丛书编写的护理专家团队及工作人员表示衷心的感谢!向河南省医学会秘书长王伟对丛书编审工作给予的大力支持和专业指导致以诚挚谢意!

中华护理学会理事长　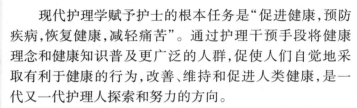

2019 年 5 月

前　言

俗话说"病从口入"，口腔是病原微生物侵入机体的重要途径，也是守卫健康的第一道防线。从 2008 年开始，世界各地的口腔健康相关机构和社区，逐步开展了"世界口腔健康日"活动，提醒人们健康的牙齿、牙周组织及健全的口腔功能在我们日常生活和工作中的重要作用。"世界口腔健康日"活动，更是唤醒了各国民众对口腔健康的保护意识。

生活中的口腔问题很多，"健康中国·跟我学护理·全媒体科普丛书"之《口腔护理 细致入微》分册，按照丛书的整体要求，紧紧围绕"口腔健康"主题，以口腔预防保健和护理为主线，分为口腔护理常识、口腔内科疾病护理、口腔外科疾病护理、口腔肿瘤护理四大部分。内容涵盖普通人、孕妇、儿童、老年人等各类人群的口腔保健，综合口腔内科、口腔医学修复、正畸、儿童牙科、种植、牙周、黏膜病、口腔外科等各个专业相关知识。本书图文并茂，配有部分视频讲解，可以为非口腔医学专业人士提供生活上的专业帮助，使其能够基本知晓口腔护理常识，提高其对口腔健康的认识，从而养成良好的口腔卫生习惯，预防口腔疾病，维护口腔健康及全身健康。

在本书的编写过程中，我们得到了河南省护理学会领导及河南省护理学会健康教育专业委员会护理同仁的帮助和支持，也参阅了大量相关文献，在此深表感谢！由于时间及水平有限，书中难免有疏漏之处，敬请广大读者批评指正。

编者
2020 年 5 月

目 录

一、口腔护理常识

口腔是消化道的起始部分,是一个多功能的器官,具有消化器、呼吸器、发音器和感觉器的生理功能。从微生物的角度来说,口腔是人体最脏的部位。微生物在口腔内壁、牙龈以及口腔上腭随处可见。如果一天不刷牙,口腔内的细菌量就会急骤增加,而这些细菌大多是会产生挥发性硫化物的厌氧菌,使口腔散发出难闻的气味,出现口臭。长期不良的生活习惯,也会增加患牙周病和蛀牙的风险。此外,引起蛀牙和牙周病的细菌还可随血液流入心脏,引发心内膜炎或心瓣膜炎,或影响凝血功能,导致卒中、血栓等心脑血管疾病。

(一)了解口腔及口腔疾病

口腔的前壁为上、下唇,侧壁为颊,上壁为腭,下壁为口底。向前经口唇围成的口裂通向外界,向后经咽峡与咽相通,如图1-1。

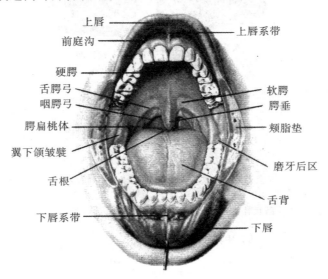

上唇 —

前庭沟 —

硬腭 —

舌腭弓 —

咽腭弓 —

腭扁桃体 —

翼下颌皱襞 —

舌根 —

下唇系带 —

— 上唇系带

— 软腭

— 腭垂

— 颊脂垫

— 磨牙后区

— 舌背

— 下唇

图1-1 口腔

1. 口腔分为哪几部分?

口腔可分为口腔前庭和固有口腔。前者是位于上、下唇和颊与上、下牙弓和牙龈之间的间隙,后者是位于上、下牙弓和牙龈所围成的空间,其顶为腭,底部(口底)由黏膜、肌肉和皮肤组成。

2. 什么是上腭? 在口腔的哪个位置?

口腔上壁为腭,腭构成固有口腔的顶,其前2/3 为硬腭,主要由骨腭为基础,覆盖黏膜而成。

3. 舌分几个部分? 有何重要功能?

舌位于口腔底,是一肌性器官,具有感受味觉、协助咀嚼,吞咽食物及辅助发音等功能。舌的下面正中线上,有一连于口腔底的黏膜皱襞,称舌系带,其根部的两侧各有一小黏膜隆起,称舌下阜,是下颌下腺与舌下腺大管的开口处。舌下阜的后外方延续为舌下襞,其深面埋舌下腺,如图1-2。

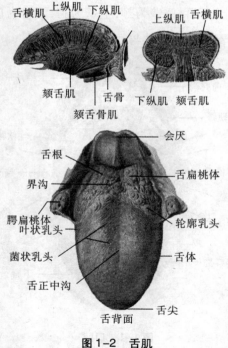

图1-2 舌肌

4. 什么是唾液腺？唾液腺的开口在什么部位？

口腔腺是开口于口腔的各种腺体的总称。口腔腺分大、小两类，能分泌唾液。小唾液腺包括唇腺、颊腺等，大唾液腺包括腮腺、下颌下腺和舌下腺3对，各有导管开口于口腔。唾液腺分泌的无色而黏稠的液体称为唾液，它有润湿口腔、消化食物、杀菌、调和食物、便于吞咽以及调节机体水分平衡等作用，图1-3。

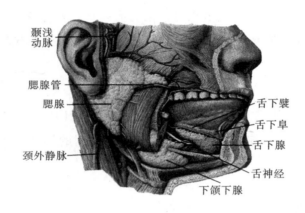

颞浅
动脉

腮腺管
腮腺

颈外静脉

舌下襞
舌下阜
舌下腺
舌神经
下颌下腺

图1-3　口腔腺

5. 牙齿有哪些功能？

牙齿对我们每个人来说都非常重要，牙齿具有咀嚼食物、协助发音、保持脸型等功能。咀嚼食物：吃出食物味道，还可以帮助消化。协助发音：语言功能。保持脸型：牙齿排列整齐，会让我们的脸型更加匀称，看起来更加漂亮。切牙的功能：切断食物。尖牙的功能：撕裂食物。磨牙的功能：研磨食物。

6. 牙齿是怎样分类的？健康牙齿的标准是什么？（视频：认识我们的牙齿）

认识我们的
牙齿

牙齿，从出生大概半年后，就伴随我们一生。人的一生中有两套牙长出。牙齿依据其功能可分为中切牙、侧切牙、尖牙、第一磨牙、第二磨牙、第三磨牙。

健康牙齿的标准:牙齿清洁、无龋洞、无疼痛,牙龈颜色正常,无出血现象。

7. 什么是乳牙? 什么是恒牙? 什么是智齿?

乳牙一般在出生后 4~6 个月开始萌出,3 岁左右出齐,共 20 颗。乳牙分切牙、尖牙和磨牙。6 岁左右乳牙开始脱落,更换成恒牙,12~14 岁出齐。恒牙分为切牙、尖牙、前磨牙和磨牙。第三磨牙长出较晚,有的人到成年后才长出,称迟牙或智齿,有的人甚至终生不长出,成人恒牙共有 28~32 颗。

8. 什么是牙冠、牙根、牙颈?

牙齿分为牙冠、牙根、牙颈三部分。暴露于口腔内的称牙冠,色白而有光泽;嵌于牙槽内的称牙根;介于牙冠与牙根之间的部分被牙龈包绕,称牙颈。

9. 什么是牙腔、牙髓、牙根管?

牙的内部空腔称牙腔,位于牙根内的称牙根管,与牙槽相通。牙腔内有牙髓,其中富含血管和神经,当牙髓发炎时,可引起难以忍受的疼痛。

口腔科的诊疗范围

10. 口腔科可以看哪些疾病? (视频:口腔科的诊疗范围)

提到口腔,大家一般想到的都是洗牙、镶牙、补牙以及矫正牙齿之类的,以为口腔科只有门诊,不知道口腔科也有住院的病床、也做口腔疾病的手术。口腔科主要分为口腔内科、口腔颌面外科、口腔修复、口腔正畸 4 个方向,下面为大家介绍一下口腔科的详细分类及诊疗范围。

(1)口腔内科主要可以诊治下列疾病:龋病、牙髓病变、根尖周病、隐裂、牙周疾病、口腔黏膜疾病、全身疾病的口腔表现如干燥综合征等。

(2)口腔颌面外科主要可以诊治下列病症:拔牙、种植牙、舌系带矫正、唇腭裂、上下颌骨位置异常、口腔黏液性囊肿、颌下腺囊肿、舌下腺囊肿、腮腺肿瘤摘除、颞颌关节紊乱病及颌面创伤骨折、颌面部间隙感染、颌面部肿瘤。

（3）口腔修复主要做以下治疗：嵌体、铸造金属全冠、烤瓷全冠、全瓷冠、钛合金烤瓷、黄金烤瓷、纯钛烤瓷、隐形义齿、铸造可摘局部义齿等方式的牙体牙列缺失的修复。

（4）口腔正畸主要是对各种牙列不齐的矫治：俗称"正牙"，如牙齿不齐、牙齿稀疏、"地包天"、"龅牙"等。

（王烨华　李　平　李慧川　郭　琼）

（二）生活中的口腔护理

日常生活中的口腔护理问题，如口腔异味怎么办？怎样正确使用漱口水？怎样选择牙刷？如何正确刷牙？如何正确使用牙线？等等，直接关系到您的口腔健康，下面我们就来一一解答。

1. 引起口腔异味的原因有哪些？

口腔异味，实际上是一件令人非常烦恼的事情。它不但影响自身健康，也影响他人的感受，影响社交。口腔异味的主要原因是不注意口腔卫生和口腔疾病未及时治疗。

（1）不注意口腔卫生。不良的饮食习惯、长时间刷牙方法不正确、清洁不到位，口腔内就会滋生细菌，而这些细菌大多是会产生挥发性硫化物的厌氧菌，随着口腔细菌的增多，口腔散发出难闻的气味，出现口腔异味。

（2）口腔疾病未及时治疗。牙周病、龋齿、牙龈炎、口腔黏膜等疾病，未进行及时有效的治疗，口腔内滋生细菌，容易发出异味，从而产生口臭。

2. 口腔异味如何护理？（视频：口腔异味的护理）

口腔异味的护理要点如下：

（1）养成健康的生活习惯，避免烟酒、熬夜等不良生活习惯。

（2）坚持正确的刷牙方法，合理使用漱口水等清新口气的产品。

（3）及时治疗口腔疾病，每年定期洁牙。

口腔异味的护理

3.怎样正确使用漱口水?(视频:正确使用漱口水)

正确使用漱
口水

随着人们口腔保健意识的增强,能够清新口气、保护牙齿的漱口水已经受到越来越多人的青睐。

(1)漱口水的好处。漱口水有清洁口腔、清新口气、使用方便的好处,它还是特殊人群的福音。①清洁口腔:漱口水能去除口腔内的食物残渣和部分软垢,还能减少口腔内的细菌数量。②清新口气:在进食含有葱、蒜等重口味食物后,能马上让口气清新,增强社交活动的自信心。③使用方便:漱口水可以随时随地拿出来使用,一漱了之,方便快捷。④特殊人群的福音:漱口水还是牙齿脱落的老人、口腔外伤后的患者以及不能忍受刷牙的牙病患者,口腔卫生保障的最佳选择。

(2)漱口水的类型。漱口水分为保健性和治疗性两大类。①保健性漱口水:一般口感比较舒适,主要成分是口腔清新剂,用于去除口腔异味。因此无须特殊指导,使用人群较为广泛。②治疗性漱口水:含有氯己定、复合碘剂等消炎、杀菌的药物成分,主要用于预防和控制牙周组织炎症,如牙周病、口腔黏膜病的辅助性治疗等。

(3)治疗性漱口水是否可以长期使用。治疗性漱口水,是不可以长期使用的。因为健康人的口腔内存在一些正常菌群,如果长期使用具有杀菌作用的药物漱口水,可能会造成某一种类的细菌被过度抑制,从而导致口腔内菌群失调,不利于口腔健康。因此,治疗性漱口水,需要在医生指导下使用。此外,很多"消"字号漱口水也不可频繁使用。

(4)使用漱口水的注意事项。①治疗性漱口水不可长期使用,以免引起口腔菌群失调等副作用。儿童慎用漱口水,如有需要,可在家长或专业人士的指导下使用。②漱口水不能代替日常刷牙。③使用漱口水前,应先用清水漱口,以冲洗牙齿间隙中的食物残渣,这样在使用漱口水时,可以让漱口水最大面积地接触牙龈及口腔黏膜。④漱口水的使用方法:每天早晚各一次,每次10~20毫升(约一瓶盖量),漱遍口腔、牙缝及牙龈,漱口30秒后吐出,不可吞服,漱口水漱口3~5分钟后,再用清水漱口。

4. 想要拥有一口健康的牙齿,如何选择牙刷?

选择牙刷前,我们首先要了解一下牙刷的分类,牙刷可分为普通牙刷、电动牙刷、单头牙刷以及牙缝刷等。

知道了牙刷的分类,就跟我一起挑选适合自己的牙刷吧!

(1)牙刷刷头的选择。牙刷的刷头一般要稍小一点,以保证它在口腔中能灵活转动,方便清洁后磨牙。儿童口腔小,刷头就需要更小一点。总之,刷头大小因人而异,需要综合考虑口腔大小、张口程度及个人习惯等因素。成人牙刷应是:刷头长 2.54 ~ 3.18 厘米,宽 0.79 ~ 0.95 厘米;刷毛 2 ~ 4 排,每排 5 ~ 12 束,刷毛直径约 0.2 毫米以下。成人也可选择刷头长 2.3 厘米、宽 0.8 厘米的儿童牙刷。

(2)牙刷刷毛的选择。牙刷刷毛要选择软硬适中或稍软的。因为刷毛太软不易清洁,刷毛太硬容易伤害牙齿和牙龈,可导致牙齿楔状缺损、牙龈出血等。尤其对于牙齿刚刚长出的儿童和牙釉磨损严重的老人,更应该选择软毛牙刷。

(3)电动牙刷的优势。电动牙刷可以达到有效清洁口腔的效果,以最好的角度、全方位地清洁我们的牙齿。所以,3 岁以上的儿童可优先选择使用它。当然,任何年龄的人,都可以把电动牙刷作为刷牙的主要工具。电动牙刷与传统手动的牙刷相比,有它自己的优势,它可以用适宜的频率及较短的时间,更加有效地清除牙菌斑、减轻牙龈炎、控制牙石形成和色素的沉积,减少牙龈萎缩和牙颈部牙体组织的磨损。某些电动牙刷还有定时的功能,可以有效地提醒刷牙需要的时间,对儿童的帮助尤为明显。

(4)牙刷的日常保养。牙刷日常使用时怎么保养呢?每个人的牙刷都应单独放置,不要和他人的牙刷混放,刷头朝上放入口杯中,尽可能放置在干燥通风且远离坐便器的地方。牙刷需要每 3 个月更换一次。因为牙刷使用时间过长,刷毛易变形并且积存滋生细菌,不利于口腔健康。

5. 如何正确刷牙?

为了保证牙齿健康,我们每天至少要刷 2 次牙。可是,很多人都会有这样的疑惑:"我每天都刷牙,为什么牙齿还会生病呢?"这可能与您的刷牙方法不正确有关,一起来掌握正确的刷牙方法吧!比较实用的刷牙方法有以下几种。

(1)竖刷法:就是将牙刷毛束尖端放在牙龈和牙冠交界处,顺着牙齿的方向稍微加压,刷上牙时向下刷,刷下牙时向上刷,牙的内外面和咬合面都要刷到,在同一部位要反复刷数次。这种方法可以有效消除牙菌斑及软垢,并能刺激牙龈,使牙龈外形保持正常。

(2)圆弧刷牙法:这种方法最易为年幼儿童学习和掌握。刷牙要领:在闭口的情况下,牙刷进入颊间隙,刷毛轻度接触上颌最后磨牙的牙龈区,用较快、较宽的圆弧动作,较小的压力,从上颌牙龈拖至下颌牙龈,前牙切缘对切缘接触,做连续的圆弧形颤动。

(3)水平颤动刷牙法。水平颤动刷牙法即 Bass 刷牙法:先刷牙齿外面,将牙刷的刷毛与牙齿表面呈45度,斜放并轻压在牙齿和牙龈的交界处,轻轻做小圆弧状来回刷,上排的牙齿向下、下排的牙齿向上轻刷,使刷毛在原位做前后方向、短距离的水平颤动4~5次。颤动时牙刷移动约1毫米,每次刷2~3颗牙。在将牙刷移到下一组牙时,注意重叠放置。轻刷牙龈,适当按摩可促进其血液循环。刷牙齿咬合面时平握牙刷,力度适中,来回刷牙齿的咬合面。轻刷舌头表面,由内向外轻轻去除食物残渣及细菌,保持口气清新。

6. 如何正确使用牙线?(视频:正确使用牙线)

正确使用
牙线

随着人们牙齿保健意识的增强,越来越多的人开始使用牙线,如图1-4。如果牙线使用不当,就会对牙齿造成一些伤害,出现牙龈不适、疼痛、出血等症状。所以,使用牙线,需要掌握正确的方法。

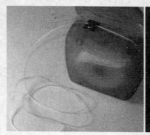
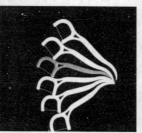

A.轴式牙线　　　　　　　B.牙线棒

图1-4　牙线种类

（1）如何正确使用牙线。如图1-5、图1-6。首先取出一段25～40厘米长的牙线，然后将线头两端，分别在两手的示指第一节缠绕2～3圈，两示指间的距离约5厘米。将牙线拉直，沿着牙齿侧面轻轻地滑进牙缝内。将牙线贴紧牙齿的邻接牙面，并使其略呈"C"形，以增加接触面积。然后上下、左右轻轻地刮动，清洁牙齿的表面、侧面以及牙龈深处的牙缝。刮完牙齿的一个邻面后，再刮同一牙缝的另一个邻面，直至牙缝中的食物残渣、牙菌斑以及软牙垢等随牙线的移动而被彻底清除为止。同样的方法，逐个将全口牙齿的邻面刮净，并漱去刮下的食物残渣、牙菌斑及软牙垢。注意要始终确保进入牙缝的牙线是清洁的，需要随时移动牙线在手指上缠绕的位置，使用不同节段的牙线。

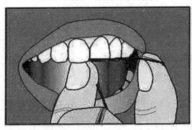

1.使牙线轻柔地越过牙齿的邻接面，进入牙缝

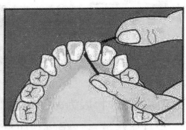

2.使牙线紧绕要清洁的牙齿，呈"U"形

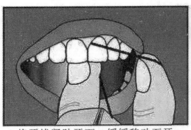

3.将牙线紧贴牙面，缓缓移动至牙龈下方，有使牙龈感到轻微的压力（但不疼痛）

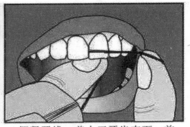

4.绷紧牙线，着力于牙齿表面，前后、上下拉动牙线以去除牙菌斑

图1-5　牙线的使用方法(1)

（2）使用牙线的注意事项。①一定要注意使用清洁的牙线。②不宜选择太粗或太细的牙线，合适的牙线才能保证既能将牙缝里的食物残渣清理出来，又不损伤牙龈。③使用牙线时切勿用力过大，以防引起牙龈不适、疼痛、出血等症状。使用牙线每日一次，最好是晚饭后使用。

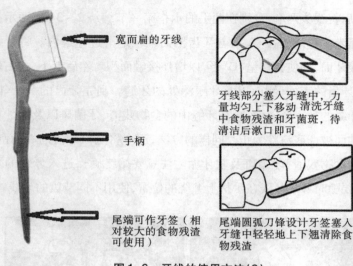

宽而扁的牙线

手柄

尾端可作牙签（相对较大的食物残渣可使用）

牙线部分塞入牙缝中，力量均匀上下移动 清洗牙缝中食物残渣和牙菌斑，待清洁后漱口即可

尾端圆弧刀锋设计牙签塞入牙缝中轻轻地上下翘清除食物残渣

图1-6 牙线的使用方法（2）

　　开始使用牙线时,因为力度掌握不好,可能会出现牙龈疼痛,甚至出血,一般1周左右症状可自行缓解。如果使用牙线1周,上述症状还未减轻,就需要及时到医院就诊。

（王烨华 李 平 顾 月 郭 琼）

二、口腔内科疾病护理

（一）美丽人生　从齿开始

每个人都希望自己拥有一口整齐、洁白、有光泽的牙齿，为自己的美貌加分。但是，生活中很多人的牙齿，都会出现不同程度的变黄、变黑、色泽发暗，严重者可能会出现黄褐色或者黑棕色的牙齿，令人苦恼。

1. 牙齿变色的原因有哪些？

牙齿变色的原因有外源性着色和内源性着色。

（1）外源性着色：主要是饮食中的色素沉着、药物、口腔色素细菌堆积等，由外来色素或者口腔中的细菌产生的色素沉积在牙齿上，导致牙齿变黄。日常饮食中的色素沉着包括咖啡、茶、巧克力、红酒、香烟等。①药物因素：长期服用四环素、中药或者长期使用高锰酸钾、氯己定等漱口液漱口。四环素牙：在牙齿发育期服用四环素后，四环素分子可与牙体组织内的钙结合，形成极稳定的络合物，沉积于牙体组织中，使牙着色，表现为微褐色、灰褐色、微蓝色，全口牙都可呈棕灰色或棕黄色。因此，8 岁前儿童以及孕妇应禁止服用四环素类药物，防止引起牙齿变色，形成四环素牙。②其他因素如口腔内色素细菌的堆积、唾液酸碱度、黏稠度的影响等，都可能造成牙齿着色变黄。

（2）内源性着色：是指在牙齿发育过程中形成的。遗传性，顾名思义就是从父母遗传来的牙齿发黄。口腔、牙齿疾病等也可造成牙齿着色，使牙齿失去原有光泽，非常影响牙齿的健康与美观。①龋齿：俗称虫牙或蛀牙，是在细菌的参与下，糖类食物酵解产酸而腐蚀牙体，久而久之造成牙齿表面脱钙，牙齿硬组织破坏崩解后，形成龋洞。细菌的分解产物及外源性染色使病

龋齿

四环素牙

外伤牙

氟斑牙

乳光牙

损处呈深灰色或墨黑色。②牙髓炎、根尖周炎：牙髓炎、根尖周炎导致牙髓坏死，牙髓提供牙齿营养，牙髓神经一旦坏死，牙齿失去主要提供营养的途径，就会慢慢地失去光泽与弹性，使整个牙冠变色、变脆且容易折断。牙髓坏死后接受治疗及时与否，也将直接关系到牙齿变色的深浅。变色物质在牙髓腔内时间越长，渗入牙本质小管越深，牙齿变色越明显。③外伤牙：牙齿受到碰撞、打击等外伤时，使根尖部血管断裂或牙髓内出血，血液渗透至牙本质小管中，红细胞溶解，释放出铁离子，与硫化氢结合形成黑色的化合物而使牙齿逐渐变色。④氟斑牙：氟斑牙是指 7 岁以前，生活在饮水含氟量较高地区造成的。色素在牙齿表层牙釉质内，呈黄褐色斑块状，严重者牙齿表面还有凹凸不平的缺损，严重影响牙齿的美观。⑤乳光牙：乳光牙为常染色体显性遗传性疾病，较少见。患牙有独特的紫蓝色改变，暴露的牙本质光亮，呈半透明的黄褐色，牙齿易磨损，重症者呈残根状。

2. 什么是牙齿的冷光美白？美白后为何出现不适？

牙齿的冷光美白是通过高强度蓝光源，照射到牙齿表面涂抹的特殊美白剂上，在最短的时间内，使美白剂透过牙本质小管，与多年来沉积在牙齿表面以及深层的色素产生氧化还原反应，使牙齿恢复到未经染色前的洁白。这是目前最有效且最安全的牙齿脱色技术。因每个人牙齿发育及保健的情况不同，如有磨耗或者隐裂的牙齿，少部分的牙齿隐裂、缺陷、牙神经敏感者，在冷光美白之后，会出现轻微不适的感觉。但这种情况，一般可在牙齿冷光美白 24 ~ 48 小时内逐渐缓解。

3. 哪些人不能进行冷光美白牙齿？

牙齿冷光美白虽然可以使牙齿变白，但不是所有的人都可以做，如患有严重高血压、心脏病、口腔溃疡、癫痫、严重的牙周病等都不能做。

4. 牙齿冷光美白后如何护理？

牙齿冷光美白后的护理要点：牙齿冷光美白后 24 小时内，避免食用含有色素的食物及饮料，如可乐、红酒、酱油等，宜食用无色或者白色的食物。牙齿冷光美白后,避免使用彩条牙膏,避免咀嚼槟榔及吸烟。牙齿冷光美白后的效果能维持多久,还与个体平时的口腔卫生状况有关,如果不重视口腔护理,牙齿变色还会再次发生。

5. 牙齿为什么变黄?怎样预防黄牙?(视频:预防牙齿变黄)

预防牙齿
变黄

如果我们拥有一口洁白整齐的牙齿,无论是旅游拍照的时候,还是好友聚餐的时候,都会显得格外亮丽。如果有一口大黄牙,自己也会觉得很尴尬。今天,我们就一起来学习如何预防黄牙,先来了解一下黄牙形成的原因。

黄牙即牙齿变黄,它形成的原因主要如下。①饮水中氟元素浓度过高:当氟浓度超过百万分之一时,就会影响牙胚的钙化过程,牙齿表面发黄、凹凸不平、出现点状或条状凹陷性缺损,称氟斑牙(又称斑釉牙)。斑釉牙常发生于儿童,5 岁前牙齿发育钙化时多见。②儿童时期经常服用四环素:它在体内与钙质相结合,可生成一种四环素钙的黄色复合物,沉积于牙冠上,造成牙齿变黄。③吸烟及喝茶:因烟草及茶叶中的黄色物质黏附于牙齿上,使牙齿变黄。牙齿变黄原因较多,很多人或多或少都会有牙齿变黄的现象。但是,如果注重一些生活中的细节,或者是在日常生活中注意呵护自己的牙齿,就会减少牙齿变黄拥有一口洁白的牙齿。

预防黄牙的主要措施:饭后漱口,每天早晚刷牙,少吃含糖、含色素多的食物,用吸管喝茶及咖啡,定期进行牙齿护理等。①饭后漱口:每次饭后漱口,可以把牙齿上的食物残渣、饮料残留及时清除。要注意,是漱口而不是刷牙。随时刷牙在生活中并不现实,当酸性物质存留于牙齿表面时,频繁刷牙容易造成牙齿表面的釉面磨损,而损害牙齿,所以提倡漱口。②每天早晚刷牙:早晚刷牙,其实是每个人都应养成的健康的生活习惯。这里提出来只是为了说明早晚刷牙的必要性。频繁刷牙容易造成牙齿磨损,但是早晚两次刷牙是非常合适的,因为刷牙可以清理牙齿上的糖分、酸性物质以及色素,防止牙齿变黄、变黑。③戒烟:吸烟时烟叶燃烧产生的焦油等有害物质也会使牙齿变色,而且不容易清理。④少吃含糖、含色素多的食物:牙齿变黄或变黑是因为牙齿上的细菌产生色素,慢慢累积渗入牙齿所导致,而含糖分高的食物,是这类细菌的栖息地;茶、咖啡、葡萄酒等含有的多酚化合物,会产生棕褐色的色素沉积在牙齿上。所以,想要牙齿不变黄,最根本的方法就是少吃这类食物。⑤吸管喝茶、喝咖啡:对于热爱茶和咖啡的人来说,不喝或少喝不容易做到。但是,可以选择使用吸管喝茶、喝咖啡,使用吸管可让细菌和色素越过牙齿,减少与牙齿接触的机会,能在很大程度上减少其对牙齿的侵蚀。⑥定期进行牙齿护理:刷牙不能彻底清除牙齿上的细菌、软垢等,所以定期检查、护理、清洗牙齿,是预防黄牙更加有效的方法。

希望我们每一个人,都拥有一口洁白整齐的牙齿,愿您笑口常开!

(王烨华　田莉萍　马　莹)

(二)牙痛知识知多少

人们常说"牙好,胃口好""牙不好,疾病满身跑",说明牙齿对于全身健康非常重要。当牙齿出现问题,而又得不到及时治疗的时候,就会增加患癌、咽炎、心脏病、抑郁症、胃肠道疾病以及记忆力下降等疾病的风险。

牙痛是一种常见症状,还可伴有牙龈红肿、遇冷热刺激疼痛、面颊部肿胀等。牙痛大多由牙龈炎、牙周炎、龋齿(蛀牙)或折裂牙而导致牙髓(牙神经)感染所引起的。

1. 不健康的牙齿有哪些表现?

不健康的牙齿表现:牙齿敏感、龋齿、牙齿表面无光、裂痕、牙龈红肿、牙龈出血、牙齿松动、口腔异味等。

2. 牙痛真的会要人命吗?

俗话说"牙痛不是病,痛起来要人命",因为牙齿是人的一个重要器官,其中牙髓就是通常我们所说的牙神经,它是牙痛产生的根源。

当有蛀牙或牙齿有微裂时,细菌就会进入牙髓,这时牙髓会发现它,然后血管里就会释放出杀菌物质、细胞等去和细菌战斗,进去的细菌越多,释放出的杀菌物质也会越多。这本是牙齿一个积极的防卫反应,但"智者千虑，必有一失"。牙齿没想到它的根尖孔相当狭窄，刚好能容纳血管和神经进入，当释放物质太多时，牙本质所围成的密闭髓腔内的压力也随之增加，进而挤压根尖孔处的组织，导致静脉血管被压塌陷而阻塞。这样，牙髓里战死的杀菌细胞和细菌就无法被带出根尖孔。而牙髓腔内压力也会越来越大，其中的牙神经，在这种增大的压力下，就会产生剧烈的疼痛。当我们躺下时，头部的血流加大，牙髓里的压力就更大。所以，很多人会出现睡觉时疼痛加剧的现象。由于动脉搏动，牙髓腔里的压力会随着搏动而改变，从而产生一阵阵的跳痛。当牙齿遇到冷、热刺激时，由于牙齿热胀冷缩，牙髓里的压力也会改变，从而牵拉牙神经产生剧烈疼痛。

当出现牙痛时，一定要足够重视，因为这不仅仅会引起疼痛不适，还可能诱发严重疾病，如胃病、心脏病、糖尿病甚至卒中等。特别是有高血压伴血管基础病变、既往有脑出血病史者、伴有动脉瘤及动脉畸形者，甚至可能会成为致死的诱因。因此，牙齿不好，不仅仅是口腔局部的健康问题，还是影响全身的健康问题。所以，牙痛不治疗，可能真的会要命！

3. 牙痛和糖尿病会相互影响吗？

牙痛和糖尿病关系密切，相互影响。糖尿病患者，发生重度或难治性牙周病的风险，要比非糖尿病患者高 2~3 倍。因此，患有牙周病的患者，要注意进行血糖检查，早诊断、早治疗糖尿病，只有血糖控制好，牙周有益菌增多、伤口愈合加快，牙周病才会随之减轻。相反，重度牙周病患者，如果得不到及时治疗，将加重糖尿病的进展。

（1）在持续高糖的影响下，牙龈组织微血管阻塞，牙龈供氧不足，造成细菌尤其是厌氧菌在牙周的感染，牙痛即为牙周感染的临床症状之一。当血糖升高时，人唾液中的糖分也增加。因此，更有利于口腔内细菌的滋生。另外，糖尿病患者身体内免疫状态不正常，即机体抵抗力下降，也为感染"开了绿灯"。

（2）糖尿病患者机体代谢发生改变，龈沟液中氨基酸含量增加，使牙菌斑进一步附着，从而引起或加重牙周炎症，炎症又可作为一种应激刺激，导致血糖升高，而血糖长期处于高水平状态时，又可造成患者免疫功能低下。

如此周而复始,形成恶性循环。所以,只有在糖尿病得到控制的基础上,才能为治疗牙周病创造条件。

牙痛的原因

4. 牙痛,真的是上火了吗?(视频:牙痛的原因)

牙痛是生活中常见的一种病症,病虽不大,却往往能让人痛不欲生,故而流传着这样一句话:"牙痛不是病,痛起来要人命。"对于这样一类病症,人们大多认为是"上火"所致,于是"黄连解毒丸""三黄片"等,便成为人们自己为自己治疗牙痛的"必备良方"。但是,牙痛,并不仅仅是"上火"所致,引起牙痛的原因还有很多,如牙龈炎、牙周病、根尖周炎、牙髓炎、龋齿等。

(1)牙龈炎是一种比较常见的口腔疾病,国内很多人都是牙龈炎或者牙周炎患者,发病率非常高。各个年龄段都有可能发生牙龈炎,包括3~5岁的儿童。牙龈炎最好到正规医院进行相关检查,找出病因,接受正规治疗。

(2)牙周病是指发生在牙支持组织(牙周组织)的疾病,包括仅累及牙龈组织的牙龈炎和波及深层牙周组织(牙周膜、牙槽骨、牙骨质)的牙周炎两大类。牙周病是常见的口腔疾病,是引起成年人牙齿丧失的主要原因之一,也是危害人类牙齿和全身健康的主要口腔疾病。

(3)根尖周炎牙根尖周组织的急性或慢性炎症,称为根尖周炎。牙髓炎发展到晚期,牙髓组织大部或全部坏死或有细菌感染时,引起根尖周组织发炎;牙齿受到急剧的外力撞击时,根尖周组织也会受到猛烈的创伤,从而造成根尖周炎;治疗过程中的医源性感染,也可能引起根尖周炎。

(4)牙髓炎是指发生于牙髓组织的炎性病变。牙髓是主要包含神经血管的疏松结缔组织,位于牙齿内部的牙髓腔内。深龋、楔状缺损等牙体硬组织疾病,如不能得到及时有效的控制和治疗,均可引发牙髓炎,成为口腔中最为多发和常见的疾病之一。

(5)龋齿俗称虫牙、蛀牙,是细菌性疾病,特点是发病率高、分布广。可继发牙髓炎和根尖周炎,甚至引起牙槽骨和颌骨炎症。如果治疗不及时,病变继续发展,形成龋洞,直至牙冠完全破坏消失,其发展的最终结果是牙齿丧失。

既然已经知道了牙痛是由这么多疾病引起的。所以,当出现牙痛时,请不要再自行服用祛火的中成药,而是要及时到医院就诊,由牙科医师来帮助您去除这些病因,千万不要大意!

5. 急性牙痛怎么办?

急性牙痛是临床上常见的症状,也是患者就诊时最常见的主诉。牙痛可影响正常的工作、饮食及睡眠。因此,应查明原因、明确诊断,并做出及时处理,终止或减轻牙痛。急性牙痛的常见原因是急性牙髓炎、急性根尖周炎、急性牙槽脓肿、智齿冠周炎、牙周脓肿等。

(1)急性牙髓炎。牙髓炎是引起急性牙痛最常见的牙病。可采取以下方法治疗,缓解牙痛。①开髓引流,是治疗牙髓炎疼痛最有效的方法。即用挖匙或牙钻,将髓腔穿破暴露牙髓腔,使腔内炎性分泌物及脓液得以引流,腔内压力降低,即可止痛。②药物止痛,开髓后用挖匙去除龋洞内软化的牙本质,然后以小棉球蘸樟脑酚或丁香油放于龋洞内,也可暂时止痛。逆行性牙髓炎时,将上述止痛药棉捻放于深牙周袋内,其止痛效果甚佳。口服止痛药,如吲哚美辛、盐酸奈福泮、芬必得等,亦可取得止痛效果。③麻醉止痛,口内阻滞麻醉或局麻能立即止痛,但止痛时间不长。④根管治疗,可以从根本上消除牙痛。

(2)急性根尖周炎、急性牙槽脓肿。当炎症局限于根尖部时,应行牙钻开髓,前牙还应拔出牙髓,碘氧液冲洗并扩锉根管,使根管通畅,利于引流。①切开引流,在急性牙槽脓肿阶段,取根尖部红肿明显有波动感处,在局部麻醉下切开,直达骨膜下以利于黏膜、骨膜下脓肿的引流,放置橡皮引流条,24小时后拔除引流条。②药物治疗,使用抗生素控制炎症发展,可选用青霉素、乙酰螺旋霉素、罗红霉素、甲硝唑或替硝唑,还可应用消炎痛等解热镇痛剂。

(3)智齿冠周炎。可用3%过氧化氢加入少量碘化钾配成碘氧液,用弯形钝头针注射器,深入冠周盲袋内冲洗,然后以探针放碘甘油或置牙康(甲硝唑棒)于盲袋内。若有冠周脓肿形成,应在局麻下切开脓肿,置入橡皮条或碘仿纱条引流。用口泰漱口液或淡盐水含漱,或用华素片含化,一日多次。消炎止痛,可选用抗生素控制感染,促进炎症消散,以解热镇痛剂减轻疼痛。如炎症反复发作，智齿萌出困难者，在炎症消退后及早拔除智齿。

（4）牙周脓肿。是牙周病的常见并发症，是发生于牙龈、牙周膜及牙槽骨等牙齿支持组织的一种慢性破坏性疾病。可用探针从牙周袋内壁刺破牙龈脓肿或自牙龈表面切开排脓。用3%过氧化氢加适量碘化钾冲洗牙周袋，袋内涂以碘甘油少许。急性期常选用青霉素、螺旋霉素、甲硝唑、罗红霉素等抗菌消炎。其中青霉素、螺旋霉素对牙周溢脓、急性牙周炎、牙龈出血、牙周脓肿都有显著疗效。配合甲硝唑或替硝唑效果更好，疗程5~7天。待脓肿消退后，清除龈上及龈下结石。补充维生素，常用维生素 A、维生素 C、维生素 B_1、维生素 B_2 以增强牙周组织修复能力。也可选用中药固齿丸及牙周灵等治疗。

6. 牙痛引起的脸肿是怎么回事？

在正常的面部解剖结构中，存在着许多潜在筋膜间隙，这些间隙均被脂肪或疏松的结缔组织所充满。只有在感染侵入人体，破坏了脂肪与结缔组织后，在间隙中充满了炎性产物，形成间隙感染时，间隙方始存在。由于这些间隙可以彼此连通，因此感染可以局限于一个间隙，也可波及几个相邻的间隙，形成弥散性蜂窝织炎，而这一疾病表现出来的症状就是脸肿。导致这些间隙发生感染的原因，大多是牙病。牙齿是一个近似密闭的结构，只有牙根部位的根尖孔与"外界"即牙槽骨相通，因此牙髓的炎性渗出物，只能向牙槽内强行扩散，进而穿破骨头的骨膜到达面部软组织，形成一个间隙或多个间隙的感染。如果感染是在神经走行的部位，就会压迫神经，造成局部剧烈疼痛及面部肿胀。

7. 牙痛引起的脸肿如何治疗？

首先，牙痛引起的脸肿，是因为牙痛没有得到及时治疗引发的炎症，因此，想要消肿，必须首先治疗炎症，可以服用一些抗菌药物，并及时到口腔科进行检查。如果是牙髓炎，需进行根管治疗，以避免引起周围间隙感染或者根尖周炎发生。

其次，如果牙痛引起脸肿，可以采用冷疗法减轻肿胀，用冰袋放置于疼痛最明显处进行面部冷敷。冷敷不仅可以减轻牙痛,同时也可以消除脸部肿胀,并且没有副作用。冷敷方法是用毛巾、布套包裹冰袋,敷在面部肿胀疼痛部位。每次冷敷 15 ~ 20 分钟,间隔 30 分钟可再次进行,每天可进行多次冷敷,以达到减轻肿胀及止痛的目的。

最后,对于牙痛引起的脸肿患者,平时生活中要注意自己的口腔卫生,养成早晚刷牙的习惯,刷牙时可以用温水,不要用凉水,以减少对牙齿的不良刺激。

在饮食上也要注意,忌食辛辣刺激性的食物,忌食生冷、坚硬的食物,多吃蔬菜、水果。注意休息,生活规律,避免熬夜等。

8. 牙痛患者如何护理?(视频:牙痛患者的护理)

牙痛患者的护理

牙痛时,我们该如何护理呢?可以采取以下护理措施。

(1)冷敷止痛:牙痛初期可用冷敷方法止痛,简单易行、效果显著。冷敷方法如下:用湿冷毛巾或冰袋、冰块敷牙痛部位的面颊部。每次 15 ~ 20 分钟,每天 3 ~ 4 次。

(2)含漱止痛:含漱方法有盐水漱口和蜂矾含漱。①盐水漱口方法:取盐 1 匙,开水小半杯,搅拌使盐溶化,冷却后每 2 ~ 4 小时漱口 1 次;②蜂矾含漱方法:露蜂房 5 克,白矾 3 克。水煎待温,含漱 1 天 4 次,每天 1 剂,用至痛除。

(3)药物止痛:牙痛经上述止痛方法无效时,可用药物止痛,常用止痛药和消炎药。止痛药常用止痛片、芬必得等,消炎药常用阿莫西林、头孢类、克林霉素、甲硝唑、替硝唑等。

(4)饮食护理:牙痛时,宜选择清淡饮食,可以多吃些高蛋白、富含维生素的流质饮食,如豆浆、稀粥以及蔬菜汁、水果汁等。也可饮用清热解毒的绿豆汤等。忌食粗糙、坚硬、煎炸以及辛辣、刺激性食物,因这些食物会加重牙痛;尽量避免吃甜食、喝咖啡以及吸烟、饮酒,这些东西也会刺激牙髓,加重牙痛。平时注意少吃甜食,尤其不要在睡前吃;减少进食辛辣刺激性食物的次数,避免对牙齿的不良刺激。

(5)口腔护理:养成早晚刷牙、饭后漱口的良好口腔卫生习惯,保持口腔卫生,预防口腔疾病,防止出现牙痛。

(6)治疗患牙:牙痛大多数都是由于急性牙髓炎、急性根尖周炎发作引起的牙齿剧烈疼痛,或是由于蛀牙没有及时治疗,细菌感染牙神经等造成。治疗牙痛最有效的办法就是到正规的口腔科就诊,进行牙齿的根管治疗,开髓引流排脓、局部用药、冲洗等,消除病因,才能从根本上解决牙痛问题。

(7)定期检查:由于龋齿初期无症状而不易被察觉,直到出现疼痛症状时才到医院就诊,而此时往往已错过治疗时机。定期到医院做口腔保健,发现龋齿,及早治疗。

牙痛的预防措施:保持口腔卫生,每天早晚刷牙,饭后漱口。规律休息,合理饮食,忌食辛辣刺激性食物。定期到医院做口腔保健,发现牙病,及早治疗。

9. 牙齿残冠、残根需要处理吗?（视频:正确认识牙齿的残冠、残根）

正确认识牙齿的残冠、残根

如果牙齿出现缺损,可对患者的正常咀嚼功能产生影响,并且影响口腔及面部的美观。牙齿由于龋坏等原因,导致牙冠的大部分缺失,称为残冠。牙冠硬组织存在一半及一半以上的丧失现象时,称为残根。当出现牙齿残根时,就需要为患者选取有效的修复方法。目前临床上最常用的两种修复方法是拔除后种植修复及牙齿残根保存修复。

(1)牙齿残冠、残根的危害。牙齿的残冠、残根更有利于细菌通过根管而到达根尖,形成根尖周围炎,使牙齿成为病灶牙,进一步发展可诱发其他全身疾病。残根、残冠不断刺激口腔黏膜,可引起局部创伤性溃疡,长期不良刺激进而会形成恶变,发展为口腔癌。乳牙的残冠、残根可能引起恒牙的牙釉质发育不全,遗留的残根还可能引起恒牙萌出过早或过晚,影响恒牙萌出的时间和位置,导致牙列畸形。牙齿在出现缺损之后,不仅影响患者的正常咀嚼功能,还影响其口腔和面部的美观。

(2)老年人牙齿残根的处理。老年人全口多数牙缺失时,保留残根有利于义齿的固位及增加义齿的稳定性,提高修复效果。但如果牙齿被龋蚀到一定程度,变成烂牙残根,并且在长期不进行处理的情况下,甚至有引发口腔癌的风险。残冠表面沉积的牙石、牙齿磨耗之后形成的尖锐边缘等,可引起创伤性口腔溃疡，而创伤性口腔溃疡有癌变的风险！所以，要及时处理残根、残冠，采取磨改尖锐边缘、清除牙石、拔除残根等措施，防止创伤性口腔溃疡的发生。

（王云霞　田莉萍　马　莹）

（三）关爱口腔　从小做起

要让宝宝拥有一口好牙，就必须从宝宝出生开始，帮他养成清洁口腔的好习惯。如果牙齿护理不当，在孩子的成长过程中，就会遇到各种牙齿的健康问题。如果宝宝的牙齿健康，宝宝就会绽放自信而美丽的笑容！口腔的健康，对于我们的身体健康，可以说具有十分重大的意义，是不容忽视的健康问题。所以，关爱我们的口腔，应该从小做起。下面给大家讲一下宝宝的牙齿可能会出现哪些健康问题。让我们提高警惕，为宝宝的牙齿保驾护航！

1.宝宝的牙齿为什么会出现黑斑点？

如果宝宝经常喝甜饮料或者碳酸饮料，饮料中的有色化合物，如丹宁酸和多元酚等聚合物，就会吸附到牙釉质的表面。若长期食用酸石榴、酸葡萄、酸苹果等酸性水果以及食用含酸性成分高的食物或经常吃食醋等，尤其是食用这些食物后不漱口，使这些食物残留在牙釉质上，牙齿表面牙釉质就会脱钙、失去光泽、变成白垩色。另外，一些口服的中药制剂或铁剂等也可能造成牙齿表面色素沉着。口腔中有许多细菌，其中有产生黑色素的细菌。当宝宝抵抗力降低时，可发生产生黑色素的细菌感染，导致牙齿表面着色，出现黑斑点。

2.乳牙蛀牙需要治疗吗？

乳牙蛀牙就是常说的"虫牙"，也叫乳牙龋齿，是幼儿最常见的口腔疾病，乳牙龋齿的发生率高达80%以上。但是，多数家长却认为：小孩子的牙烂了，等着换牙不就行了吗？为什么还要治疗呢？人一生不是有两副牙齿吗？小孩子的牙烂了还会再换一副呢，没什么大不了的，不用治疗。其实，这是一种错误的认识，因为乳牙蛀牙如果不及时治疗，轻者牙痛，影响孩子的营养吸收、恒牙的萌出以及孩子的全身健康。严重者甚至可能危及孩子的生命。

（1）乳牙易患龋齿的原因。乳牙更容易患龋齿的原因是幼儿喜爱吃细软的食物，如糕点、饼干、糖果、果汁等，这些食物中含有较多的糖，又容易粘在牙齿上不易清除，导致细菌在乳牙上黏附、繁殖。这些细菌粘在牙齿上，会产生对牙齿有害的酸性物质，而幼儿乳牙的钙化程度低、耐酸性差，更容易被腐蚀。幼儿乳牙的牙髓腔宽大、壁薄，也很容易龋坏，造成牙髓的感染。所以，乳牙更容易患龋齿。

（2）乳牙龋齿的危害。如果幼儿的龋坏乳牙不进行治疗，可造成换牙后的恒牙排列不齐，影响美观，进行牙齿矫正时费时、费力还费钱。由于幼儿牙齿龋坏严重或疼痛，不能咬硬东西，长期会导致包绕牙齿的骨头缩小，恒牙萌出时没有足够的位置，出现牙齿拥挤和牙位不正的情况。因乳牙和恒牙是按照一定的时间和顺序替换的，乳牙过早龋坏脱落后，其旁边先萌出的恒牙就会占居位置，导致这颗乳牙对应的恒牙萌出时空间不足，从而产生牙齿拥挤或排列不齐。当乳牙龋坏，长期不治疗还会引起牙根周围炎症，影响牙根部下面第二副牙齿"恒牙"的发育和生长。严重的还可直接导致恒牙的感染破坏，长出没有用的第二副牙齿。龋齿还会影响幼儿的咀嚼功能及食欲，影响幼儿的消化吸收，导致营养不良、贫血等多种疾病。如幼儿单侧乳牙龋坏，导致患儿养成偏侧咀嚼的习惯，造成面部发育不对称，影响其面部美观。牙齿位于口腔，幼儿上颌牙与颅脑部接近，而下颌牙可导致颈淋巴结肿大而影响呼吸道。长期龋坏的牙齿容易引起感染，一旦感染扩散，造成上述重要周围组织的感染，甚至危及生命，家长绝不可掉以轻心！

（3）乳牙龋齿的治疗。乳牙龋坏应尽早发现，尽早治疗。幼儿龋齿发生的初期不容易发觉，容易被家长忽视，导致龋齿进一步变深、变大。待幼儿牙齿发酸、进食时感觉牙痛时，龋齿已经侵入牙髓而损坏牙神经，幼儿感觉牙痛，甚至会出现"面部肿胀"，这时必须进行较为复杂的牙根治疗。所以，家长平时要多关注幼儿的牙齿健康，如果能早期发现乳牙龋齿，治疗时只需清除"蛀牙洞"中的腐质，再用合适的材料补上即可。如果龋齿已伤至牙体深层,治疗时就要更加彻底,清除根管内感染的牙体组织,并将牙齿空洞填塞。

(4)乳牙龋齿的预防。婴儿从出生起,家长就应该用消毒的纱布,蘸上清水给宝宝清理口腔,这样不仅能保持宝宝的口腔清洁,而且对牙龈还有按摩作用。从孩子萌出第一颗乳牙开始,应该让孩子刷牙,并定期带孩子到医院进行全面的口腔检查。每次进食食物后,要注意让孩子饮用清水,以达到漱口的目的,保持口腔清洁,防止乳牙龋齿发生。只有关注幼儿的牙齿健康、早期发现、早期治疗蛀牙,才能做好幼儿牙齿的预防和保健工作。

3. 儿童小牙刷有什么大学问?

随着生活水平的提高,儿童龋齿越来越多。选对一把牙刷,既能发挥牙刷的清洁功能,又可避免刷牙时损伤牙齿及牙龈,更好地保护孩子的牙齿。但当我们面对种类繁多的牙刷进行选择时,又感到眼花缭乱,无从下手,孩子也会被牙刷里自带的小玩具所吸引。那么,怎样才能挑选到适合孩子的好牙刷呢?

(1)儿童牙刷的选择。牙刷刷头要短而窄,这样可以方便在口腔里来回转动,到达牙齿的各个部位。儿童尽量选择软毛的牙刷,牙刷刷毛尖要圆滑,这样既可清洁牙齿,又可防止伤害牙齿,保护牙龈。牙刷刷毛排列合理,各束之间有一定的间距。牙刷刷柄要有防滑设计方便握持,更容易到达菌斑清除区域。还要根据孩子乳牙萌出的情况,选择适合的牙刷。假如牙刷的刷毛出现弯曲,应及时更换新牙刷,一般 6～8 周需更换一次牙刷。

(2)儿童牙刷的种类及适用对象。儿童牙刷的种类有指套牙刷、硅质固齿牙刷、尖形刷毛的硅质固齿牙刷、儿童专用保健牙刷、电动牙刷等。①指套牙刷:孩子刚萌出 1～2 颗乳牙时使用,把它套在手指上来为孩子刷牙,不仅能洁齿,还能轻轻按摩齿龈;②硅质固齿牙刷:适合在萌出 2～3 颗乳牙时使用。它有便于孩子小手握持的牙刷柄,并且刷头弹性良好,软硬适中,就是为让孩子能咬而设计的。既能清除牙上的残渣,又能按摩和保护牙龈,还可满足宝宝这一时期总想咬东西的欲望。③尖形刷毛的硅质固齿牙刷:适合萌出 8～11 颗牙齿后的宝宝使用,它也同样具有上面所提到的功能。还可用来让孩子练习刷牙。硅质刷毛也很柔软,不会擦伤孩子娇嫩的牙齿及牙龈组织。④儿童专用保健牙刷:乳牙出齐时使用,它的特点是刷头小,长度以相当于4颗门牙的宽度为宜,在口内转动灵活,可以刷到所有牙齿的表面;刷毛细而且可以进入牙缝,清除不易清洁的地方;刷毛经过磨圆,不刺激齿龈,不损伤牙齿;牙刷柄长短适中,牙刷柄表面最好有一层防滑贴面,易于孩子抓握。⑤电动牙刷:目前,市面上为数不少的色彩斑斓、造型可爱的儿童电动牙刷受到很多不爱刷牙的孩子青睐,可选刷毛软、刷头小的一体式电动牙刷。

(3)儿童牙刷的保养。每次刷牙后,牙刷应用流动的水冲洗干净,刷头朝上,放于杯中,存放于干燥通风处。牙刷在两次使用之间必须保持干燥。假如牙刷没用多久就有分叉的现象,就说明孩子刷牙时用力过大,家长应提醒孩子以后刷牙时应该注意控制力度。牙刷在使用一段时间后,如果牙刷根部颜色变深了,就是牙刷污垢较多的信号,应及时更换。刷毛磨损变形,刷毛之间距离明显变宽,污垢更容易残留。感冒之后,病毒传染会维持1~3周,即使感冒好了,病毒也会停留在牙刷上,所以要及时更换。

4. 如何选择儿童牙膏?

生活中,家长在为孩子选择牙膏时,常常容易走入以下误区。

(1)起泡多,刷得干净。泡沫的多少取决于牙膏中含皂量的多少,多泡牙膏含皂量多,刷牙时降低了摩擦力,反而影响洁牙效果,过多皂质在口腔中可被分解成有害化学物质,还会刺激口腔黏膜和破坏唾液酶。

(2)儿童牙膏不能含氟。摄入过多的氟可能导致氟牙症、氟骨症,甚至引起急性氟中毒,出现恶心、呕吐、心律不齐等症状,这是很多家长担心牙膏含氟的原因。但是牙膏中含少量氟,可起到预防龋齿的作用。据了解,规定成人牙膏总含氟量在 0.05% ~ 0.15%;儿童牙膏含氟量则在 0.05% ~ 0.11%。很多专业研究表明,只有在饮用水含氟高的地区,儿童使用含氟牙膏才会增加氟斑牙的发生,如果生活在这样的地区,6 岁以下的儿童不宜使用含氟牙膏。在其他地区,3 岁以上的孩子,可选用儿童含氟牙膏,只要教会其正确的漱口方法,告知吞食的危害,每次牙膏用量小于豌豆大小,是不会对孩子造成危害的。总之,到底该如何选择儿童牙膏? 含氟与不含氟到底哪个好? 应不应该使用含氟牙膏,主要是针对地区的含氟量决定。

(3)有香味的牙膏好。市场上常见的儿童牙膏多有水果香味,深受孩子喜爱,但容易诱使孩子吃牙膏。所以,最好不要选择香味过浓的牙膏,并且要告诫孩子:牙膏是不能吃的!

(4)"食品级"牙膏更安全。实际上,牙膏是要接触口腔的,必须都是"食品级"的。另外,有些儿童牙膏标明含木糖醇、维生素 C、维生素 E 及矿物质等,宣称有益孩子牙齿。事实上,目前还没有证据表明这些成分对牙齿有保护作用,不过这些成分对牙齿也无害。功效型的牙膏必须具有 QB2966 的标识,有该标识的牙膏才是做过医学临床验证并证明有效的。

5. 宝宝如何正确刷牙? (视频:教宝宝正确刷牙)

教宝宝正确刷牙

传统的横刷法,不仅不能刷净牙缝,有时还可能将食物残渣推入牙缝,并且由于用力不均匀,容易造成牙龈、口腔黏膜损伤、出血、牙龈萎缩等疾病。而 Bass 刷牙法又称龈沟清扫法或水平颤动法,是由美国牙科协会推荐的一种有效去除龈缘附近以及龈沟内菌斑的刷牙方法。

操作方法:准备小头软毛牙刷,正确握法即拇指前伸比"赞"的手势。牙龈与牙刷呈 45 度角,轻轻施压,使刷毛部分进入龈沟,做圆弧状反复震颤10 次左右,每次两三颗牙齿,上牙向下拂刷,下牙向上拂刷。同样方法清洁牙齿内侧。牙刷垂直清洁咬合面。由内向外轻刷舌头表面。另外,刷牙还必须坚持"三二制",即每天刷 2 次,尤其晚上睡前应刷一次牙,牙齿的 3 个面(内侧、外侧、咬合面)都要刷到,每次刷牙要认真、仔细地刷 3 分钟。如图 2-1。

6. 儿童夜间磨牙是怎么回事? (视频:儿童夜间磨牙的危害)

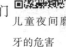

儿童夜间磨牙的危害

"咯吱咯吱……"孩子晚上睡觉时发出阵阵磨牙声是怎么回事呢? 我们一起来了解一下吧。

(1)儿童夜间磨牙的原因。儿童夜间磨牙的原因有肠道蛔虫疾病、口腔溃疡或者缺钙、孩子在睡觉之前进食过多不易消化的食物等,一些孩子白天情绪激动后,神经系统过于兴奋,夜间也会出现磨牙的情况。

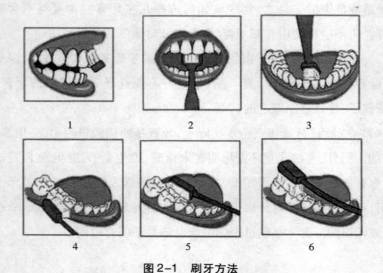

图 2-1 刷牙方法

（2）儿童夜间磨牙的危害。儿童夜间磨牙可引起孩子睡眠质量下降、记忆力减退等。儿童夜间磨牙时，牙齿与牙齿之间直接摩擦，对牙齿的牙釉质也会造成伤害，牙齿可能会变得敏感、脆弱，影响牙齿健康，还可造成牙齿移位或松动。长期磨牙会使咀嚼肌变得粗大，影响宝宝脸型的美观。

（3）儿童夜间磨牙怎么办？如果孩子出现夜间磨牙，家长应带孩子到正规医院进行检查，查找病因。如发现有肠道寄生虫者，应当在医生的指导下驱虫，积极治疗原发疾病。注意均衡饮食，避免孩子挑食、偏食。晚餐可以给孩子吃一些容易消化、营养丰富的食物，不宜吃得过饱。有夜磨牙症的孩子，家长要注意使其精神放松，尤其在睡觉前 1 ~ 2 个小时，不要做一些紧张激烈的活动。总之，儿童夜间磨牙，不是儿童正常的生理现象，需要到正规医院进行诊治。

7. 如何预防奶瓶龋？（视频：奶瓶龋的预防）

奶瓶龋的
预防

奶瓶龋是指幼儿的上排门牙靠近口唇面与牙齿相邻面，出现大面积龋坏。多发生于 2 ~ 4 岁的儿童，最常见的就是门牙之间产生龋洞。

（1）奶瓶龋发生的原因。奶瓶龋发生的原因有以下几点。①错误的喂养方式：长期用奶瓶人工喂养，瓶塞贴附于上颌乳前牙，奶瓶内多喂牛奶、含糖饮料等。②乳牙自身缺陷：乳牙萌出不久，乳牙的牙质薄、矿化程度差、表面结构不成熟，乳牙抗蛀牙能力弱。③不良生活习惯：有的孩子喜欢长时间含着奶嘴睡觉，而当婴幼儿入睡后，唾液分泌减少或停止、吞咽功能减弱，容易造成细菌在宝宝口腔内肆虐繁殖，从而使得牙齿大面积龋坏。

（2）奶瓶龋对宝宝的危害。奶瓶龋可引起牙髓及牙根尖病变，严重者可影响恒牙的发育，给孩子的牙齿排列带来不良影响。

（3）奶瓶龋的预防。奶瓶龋的预防措施：①要戒除口含奶嘴睡觉的坏习惯。如果宝宝在睡觉时必须使用奶瓶，宝妈们应该在宝宝入睡后，取出其含在口中的奶瓶。可用消毒纱布或乳胶指套牙刷帮宝宝擦洗乳牙表面，预防奶瓶龋。摆脱奶瓶依赖，当宝宝磨牙长出后，就要开始训练宝宝吃饭习惯，使其用自己的牙齿咀嚼食物。1周岁后停止使用奶瓶，可训练用杯子喝奶、喝水，喝完奶后可喝少量白开水，以稀释口内及牙间隙残留的奶液，清洁口腔，防止奶瓶龋的发生。让宝宝养成喝白开水的习惯，少喝含糖饮料。②要让宝宝养成刷牙的好习惯。宝宝1~3岁时，宝妈们需要亲自帮宝宝早晚刷牙。等宝宝3岁后，宝妈们可训练宝宝自己刷牙。③增强幼儿体质，在幼儿的生长过程中，要注意及时调整饮食成分，逐渐添加辅食，从6个月起添加米汤、菜泥、蛋黄等辅助食物，补充机体营养，增强幼儿体质，但要注意减少含糖食物。

关爱宝宝口腔健康，要从孩子长出第一颗乳牙开始，请您每隔3个月带孩子去医院检查一次牙齿。关注宝宝牙齿健康，从现在开始，让宝宝远离奶瓶龋!

8. 窝沟封闭知多少?（视频：了解窝沟封闭）

了解窝沟封闭

窝沟在口腔中的"大牙"（也就是磨牙）上面，凹凸不平，能够起到增大咀嚼面积、增加摩擦力的作用，有利于把食物充分嚼碎。但是这些部位裂隙比较深，很容易积聚致龋的细菌，而且不易清除掉，一旦细菌侵入，就会逐渐损坏牙齿，缩短牙齿的寿命。

（1）窝沟封闭，是用一种对人体无害的合成有机高分子树脂材料，涂在牙齿的窝沟内，液态时它可渗入牙齿表面的窝沟内，经光照固化。如同给牙齿穿上了一层防护衣,使牙齿免受到细菌侵蚀。简单地说,是在牙齿表层给予保护性屏障,阻止和隔断细菌和食物的一种治疗方法,封闭后的牙齿有一层保护性屏障,阻止细菌及食物残渣进入窝沟。同时,使窝沟内原有细菌因断绝营养而逐渐死亡,从而预防窝沟龋的发生,还可使早期龋损停止发展,达到预防龋病发生的目的。

(2)窝沟封闭的时机与适应证。当孩子生长到乳牙替换、恒牙萌出的年龄时,很多妈妈都会面临孩子护牙方面的困惑:孩子的牙齿需要进行窝沟封闭吗? 孩子几岁进行窝沟封闭呢? 孩子已经有龋齿了,还能进行窝沟封闭吗?

如果发现孩子的牙齿,特别是对侧同名牙患龋或有患龋倾向者,应当进行窝沟封闭。孩子牙齿萌出后达到咬合平面,即适宜进行窝沟封闭,一般在萌出 4 年之后。窝沟封闭的最佳时间:乳磨牙 3～4 岁,第一恒磨牙 6～7 岁,第二恒磨牙 11～13 岁,双尖牙 9～13 岁。对于口腔卫生状况不好的儿童,虽然年龄较大或牙齿萌出时间较久,可以考虑晚些时间再进行窝沟封闭。

(3)窝沟封闭的禁忌证。以下情况不需要做窝沟封闭治疗:孩子牙齿咬合面无深的窝沟点隙、口腔卫生保持得比较好者、患有较多邻面龋损者(龋坏位置在两颗牙齿相邻部位)、牙萌出 4 年以上未患龋齿、牙齿尚未正常萌出被牙龈覆盖,孩子强烈不合作、已做完充填的牙等。

(4)窝沟封闭时孩子的配合。进行窝沟封闭时,因为无须磨除牙体组织,所以没有痛苦,孩子仅仅需要张口配合医生,即可完成治疗。

(5)窝沟封闭后的注意事项。窝沟封闭后 1 周内,如果发现被封闭的牙齿有咬合过高或吃东西时疼痛,需及时复诊。术后发现封闭材料脱落或部分脱落,需复诊。术后 1 个月复诊,之后每隔 6 个月或 1 年到医院复诊 1 次,以便发现问题,及时处理。孩子的健康成长需要有科学的陪伴,不要让龋齿影响孩子的快乐!

(6)窝沟封闭后,仍然会有患龋齿的可能。因为窝沟封闭材料黏附于牙面,可能会有脱落。所以需要每半年复诊一次,若发现窝沟封闭材料脱落,需要及时进行修补。

9.儿童全麻下进行牙齿治疗,可怕吗?（视频:正确认识儿童在全麻下的牙齿治疗）

正确认识儿童在全麻下的牙齿治疗

儿童对于牙科治疗的畏惧,是一种相当普遍的现象,这种畏惧心理,常常导致患儿的病牙不能够得到及时的治疗,严重影响了儿童的口腔健康。为了更好地解决这个问题,儿童可以在全麻下进行牙齿治疗。

(1)全麻进行牙齿治疗是否安全? 目前的麻醉技术已经相当成熟,患儿的安全问题能够得到最大限度的保障。但是全麻也存在一定的风险,术前麻醉医师会和家长沟通,告知麻醉风险以及可能发生的意外和注意事项。

(2)全麻牙齿治疗会不会影响孩子的智力? 这是家长最为关心的问题,许多家长担心全麻会影响孩子的智力。有研究表明,接受过全麻手术的儿童,在学业成就和认知障碍方面,与未接受过全麻手术的儿童相比较,并无差别,全麻和智力水平没有因果关系;全麻本身也并不影响儿童智力评分的结果。

(3)全麻牙齿治疗的优点。全麻牙齿治疗可以一次性完成对患儿的治疗,减少就诊次数和时间。不会因患儿哭闹不配合而影响医生的操作,可使医师专注于治疗,缩短治疗时间、提高治疗效果。全麻下牙齿治疗,对患儿和家长的心理及生理影响也较小。

(4)全麻牙齿治疗后可能会出现的不适。全麻牙齿治疗后,部分患儿在麻醉复苏过程中,可出现烦躁、哭闹、术后创口疼痛、少许出血、咽痛、咬合不适等,都属于正常现象,可逐渐缓解或消失。

(5)全麻牙齿治疗后饮食护理。全麻牙齿治疗后,如果是拔牙数目较多的患儿,可给予流质或半流质饮食3天,软食1周;如果拔牙数目较少或无拔牙的患儿,手术当天流质饮食,术后1周软食即可。

(6)全麻牙齿治疗后的复诊时间。在全麻牙齿治疗后的1周、1个月、3个月、6个月、1年常规复诊,以后每半年到医院检查一次。

（王烨华　田莉萍　马　莹）

（四）牙齿东倒西歪，何谈笑口常开

10岁的小明本来是一个活泼开朗的孩子，可最近变得不愿张嘴大笑，甚至不愿在公共场合开口说话，在小区里看到以往熟悉的爷爷奶奶也不愿意打招呼，整个人变得有些沉闷。妈妈问他为什么？他说："我的牙齿长得不整齐，不好看，同学们都嘲笑我。"带着这个问题，我们一起来了解一下孩子的牙颌畸形问题。

1. 什么是牙颌畸形?

牙颌畸形，是指牙齿、颌骨、颅面之间生长发育关系不协调所引起的多种畸形，包括异常的牙弓形态、牙齿排列、咬合关系等。

2. 牙颌畸形的原因有哪些?

造成牙颌畸形的原因有很多，如口腔不良习惯、乳牙过早脱落、乳牙滞留、咀嚼刺激不足、鼻炎、鼻通气受阻、遗传因素等。

3. 常见的牙颌畸形有哪些?

常见的牙颌畸形有牙列稀疏、牙列拥挤、前牙反合、后牙反合、牙齿异常萌出等。

牙列不齐

4. 儿童哪些不良习惯会引起牙颌畸形?

儿童咬上下唇、吐舌、吮手指、咬物、单侧咀嚼等不良习惯均可引起牙颌畸形。口腔不良习惯可引起牙龈增生，腭盖高拱和前牙拥挤等。咬下唇可引起上前牙突出、下前牙和下颌后缩。咬上唇则相反。吐舌习惯可引起上下牙空隙畸形。吮手指习惯可引起上牙向唇侧移动、下牙倒向舌侧，造成牙位不正。咬物习惯可引起咬合畸形、牙列不正。单侧咀嚼习惯可导致两侧颌骨发育不对称，影响面部美观。

5. 牙颌畸形什么时候治疗?（视频：牙颌畸形的治疗时机）

拥有一口洁白整齐的牙齿，可以维持面部的自然外形和美观，增加我们

牙颌畸形的
治疗时机

的自信心。但是牙颌畸形就特别影响美观,使我们不能开怀大笑,同时,会让很多处于青春期的孩子产生严重的自卑感,从而影响孩子的正常学习和人际交往。那么,很多家长就会问:"在孩子多大的时候可以进行治疗呢?"

现在,我们就来了解一下牙颌畸形的治疗时机。

(1)乳牙期(3~5岁):主要针对反合(即地包天),纠正早期错颌畸形和口腔不良习惯,能够促进牙颌正常发育。

(2)换牙期(女孩8~10岁,男孩9~12岁):主要针对颌骨发育异常、面型异常等骨骼发育问题,此时期的局部牙列不齐一般不必急于矫正。

(3)恒牙期(女孩11~14岁,男孩13~15岁):主要针对恒牙牙列形成后,无法自愈的永久性牙列不齐,需要依靠正畸来排齐。

6.门牙有缝怎么办?

(1)门牙有缝的原因:①多生牙,门牙中间多长了一颗牙,占用了门牙的牙根位置。②先天性缺牙,门牙两侧的牙先天缺失,没有了相邻的牙齿,门牙会向两侧生长,导致有缝。③唇系带异常,唇系带宽、附着低,可导致门牙有缝。

(2)门牙有缝的治疗:门牙有缝的治疗首先应明确病因,再针对病因进行处理,如多生牙则需先拔除多生牙。如唇系带异常,则需行唇系带修整术,之后通过固定矫治技术关闭缝隙。

7.牙齿矫正有哪些误区?

牙齿矫正存在以下三大误区。

(1)牙齿矫正只是为了美观。很多年轻人矫正牙齿是为了牙齿甚至容貌美观,但矫正的功效不限于此。多数中老年人矫正的目的是牙齿的健康。整齐的牙齿容易清洁,更有利于牙齿和牙周健康。并且矫正后还可获得理想的咬合关系,改善咀嚼功能。

(2)年龄大了不能进行牙齿矫正。很多人认为牙齿矫正只针对儿童,成年人不能进行牙齿矫正。这种观点是错误的。儿童和中老年人,都能成为矫正牙齿的目标人群。但是否可以矫正、是否需要矫正,应咨询专业的口腔正畸医师。

（3）牙齿矫正后会松动。牙齿本身也不是原地不动，而是处于稳定与移动的相对平衡中，矫正就是通过外力暂时打破这种平衡。矫正过程中会带来牙齿生理性移动，牙齿移动过程中，暂时有一定程度的松动也很正常，当牙齿移动到新的位置时，自然又回归到平衡中，重新稳定下来。医生会根据牙齿的具体情况，制订最佳的矫正治疗方案。

8. 为什么有的人矫正牙齿需要先拔牙？

有的人矫正牙齿时需要先拔牙，是因为牙列拥挤或牙列不齐，牙弓没有足够的间隙，所以，必须先拔牙后，才能进行牙齿矫正。

9. 矫正牙齿过程中如何进行牙齿护理？（视频：矫正牙齿过程中的牙齿护理）

矫正牙齿过程中的牙齿护理

矫正牙齿过程中，口腔卫生至关重要，需饭后刷牙，以保证口腔清洁，避免龋坏、牙周炎、牙龈炎等发生。那么，戴上牙箍后，该如何刷牙呢？戴上牙箍后，需要选择一把合适的牙刷，以小刷头、刷毛软硬适中的牙刷为宜。用刷头在每一颗牙的表面轻轻打圈。手持牙刷以 45 度角方向，在牙齿和牙龈交界处，轻轻施压，使刷毛进入牙箍与牙面之间水平轻刷。如果佩戴的是隐形矫正器，刷牙完成后，还要对矫正器进行清洁，轻轻刷，确保清洁到位。

10. 戴上矫正器后该如何进食？

在牙齿矫正初期，牙齿会有不同程度的酸胀不适。这时候我们可以吃一些营养丰富的软食、流质饮食之类。避免吃坚硬的食物，如坚果、骨头等需大力气去咬或咀嚼的食物，以防止矫正器松脱、变形。如进食苹果、桃子等，需要切成小块进食。不要吃过黏的食物，如口香糖、奶糖等，因这些食物容易粘在矫正器附件上，难以清除，且在清理过程中容易造成附件松动、脱落等，影响牙齿矫正治疗效果。

11. 牙齿正畸治疗痛吗？

多数人在矫正器加力后 3～5 天，会有轻微疼痛和不适感，一般 1 周左右自行缓解。如果牙齿疼痛明显或疼痛持续加剧,应及时到医院复诊,不要自行调整矫正器。

12.佩戴矫正器会影响正常生活吗?

矫正牙齿是一个变美的过程,需要通过长期佩戴矫正器来实现。佩戴矫正器的初期,牙齿可能会有不同程度的酸胀、疼痛等不适,口腔黏膜也可能会出现溃疡,但这些症状都是暂时的,一般需要1周左右来适应。

13.怎样预防牙颌畸形?

日常生活中,家长要多关注孩子的牙齿健康问题,注意孩子在乳牙期有无前伸下颌、长期吸吮手指、咬唇等不良习惯;孩子换牙期,家长还要随时留意牙齿生长情况,防止牙齿过早脱落,导致恒牙萌出顺序紊乱,致牙颌面畸形。要让孩子多吃促进咀嚼的含膳食纤维丰富的食物,避免饮食过度精细。注意口腔卫生,让孩子每天早晚刷牙,饭后漱口,预防龋齿发生。纠正孩子的不良习惯,如吮指、偏侧咀嚼、咬物以及偏侧睡眠等。有鼻炎、鼻塞等症状时,应尽早治疗,避免张口呼吸造成的牙颌畸形。及时拔除影响恒牙萌出的滞留乳牙、多生牙,防止牙颌畸形。儿童和青少年如果已经有牙颌畸形,应及时到医院就诊,进行正畸治疗,以免错过矫正的黄金时期。

(王烨华　田莉萍　马　莹)

(五)关于"虫牙"的那些事

"虫牙",又称龋齿,是与细菌感染有关的疾病,牙齿坚硬的组织因细菌作用而破坏,不及时治疗,病变继续发展,形成龋洞。

"虫牙"到底是怎么发生的呢?"虫牙"发生的主要原因是牙菌斑。牙菌斑是牙齿表面的一层几乎无色的薄膜,含有造成龋齿的细菌和食物中的糖分或淀粉发生化学反应,产生腐蚀的酸性物质,久而久之,牙齿表面的牙釉质便会被矿化,形成比较脆弱的小蛀斑,蛀牙是从小蛀斑发展而来的,不是真的有蛀虫或者其他虫子,而是牙齿逐渐被腐蚀的结果。

1. 龋齿分几类?

龋齿俗称虫牙、蛀牙,是细菌感染性疾病,可继发牙髓炎和根尖周炎,甚至能引起牙槽骨和颌骨炎。特点是发病率高,分布广,是口腔常见病、多发病。如果治疗不及时,病变继续发展,形成龋洞,甚至牙冠完全破坏消失,其发展的最终结果是牙齿丧失。临床上常根据牙齿龋坏程度,将龋齿分为浅、中、深龋,最终发展成牙髓炎。龋齿一般都呈慢进展,当龋病发展到某一阶段时,病变环境发生变化,隐蔽部位变得开放,易于清洁,龋病不再继续发展,但损害仍保持原状,这种特殊的龋损称为静止龋。病变发展得比较快的为急性龋,多见于儿童或者青年人,病变组织颜色较浅,呈浅棕色,质地较软,因其发展比较快,牙髓组织容易受到感染,进而发生牙髓病变。龋病进行修复治疗后,由于充填物的边缘或者是龋洞周围的牙体破裂,因为不密合留有小缝隙或者龋病修复的时候未将病变的组织清除干净等,造成致病条件,也可以产生龋病,称为继发龋。

2. 龋齿有哪些临床表现?

龋齿好发于牙齿的窝沟、邻接面、牙颈部,一般下颌牙多于上颌牙,后牙多于前牙。牙齿会有色、形、质的变化,局限于牙釉质的为浅龋;达到牙本质浅层的为中龋,可出现敏感症状;达到牙本质深层的为深龋,对刺激的反应重于中龋。

龋齿的危害

3. 龋齿有哪些危害?(视频:龋齿的危害)

龋齿对不同年龄的人危害不尽相同。

(1)龋齿对儿童的危害:牙体缺损,涉及多个乳磨牙时,可降低咀嚼功能。龋洞内食物残渣滞留,细菌聚集,使口腔卫生恶化,影响恒牙,发生龋患。乳牙根尖周炎影响继承恒牙牙胚,造成其釉质发育及正常萌出障碍。乳牙因龋早失,造成恒牙间隙缩小,使恒牙位置排列异常,影响面部美观和正确发音。乳牙龋坏破损的牙冠,易损伤局部的口腔黏膜组织。乳牙龋坏严重,造成咀嚼功能降低,影响儿童的营养摄入,对孩子的生长发育造成影响。乳牙龋病发展为根尖周病,可成为病灶牙,使机体的其他组织发生感染。

(2)龋齿对成年人的危害:经常造成牙根尖等部位的炎症,严重时局部肿胀。如脓液和细菌被吸收,可引起败血症或菌血症。龋坏侵蚀到牙髓时,可引起牙齿疼痛难忍,不能咀嚼食物,影响正常生活。

(3)龋齿对老年人的危害:严重龋坏可造成大部分或全部牙齿缺失,影响进食及营养摄入,不利于老年人的身体健康。

4. 补牙为什么越早越好?

俗话说:小洞不补,大洞吃苦。龋齿是健康牙齿的大敌,龋洞应尽可能早修补。因为龋洞经过修补后,可以阻止龋齿病变的进一步发展。若不及时进行治疗,病变会越来越严重,从浅龋到深龋,当损伤到牙髓,还可引起牙髓炎、根尖炎甚至颌骨骨髓炎。所以,只有及时补牙,才能预防蛀牙的进一步发展。

5. 为什么需要加倍爱护补过的牙?

正常的牙齿结构完整致密,牙髓中的血管源源不断地供给营养,使牙齿充满活力,显得特别坚硬且有光泽,而补过的牙齿,从外观上看虽然已恢复了本来面目,但实质上它的硬度已经大大降低了,补牙时已经磨掉了部分感染的牙体组织。另一方面,有些牙齿治疗时,需要去除感染的牙髓,这样牙齿就失去了营养供给,变成了一颗死牙,质地变脆,好像一颗枯死的树。若用补过的牙咬硬物,牙齿就容易出现劈裂现象。所以,我们要加倍爱护补过的牙齿。

6. 怎样预防"虫牙"的发生?

防止"虫牙"发生,需要建立良好的口腔卫生习惯及饮食习惯、定期洗牙等。

(1)建立良好的口腔卫生习惯,每次饭后漱口,每天早晚刷牙,刷牙时应注意选择合适的牙刷和牙膏,并使用正确的刷牙方法。还可用牙线清洁牙齿邻接面。

（2）临床证明氟化物可以有效防止"虫牙"的发生。日常生活中,可以多进食海产品和豆类,因这些食物含有适量的氟。同时,还可使用含氟牙膏刷牙,儿童可到专业医疗机构涂氟,防止"虫牙"发生。

（3）养成良好的饮食习惯,少吃甜食及零食,餐后漱口。

（4）儿童可采用窝沟封闭术,预防新萌出恒磨牙的窝沟龋。

（5）定期到专业的医疗机构清洁牙齿,也就是我们常说的洗牙,不仅可以去除牙菌斑、牙结石,还可尽早发现、及时治疗"虫牙",防止进一步龋坏。

（6）每年进行 1~2 次口腔健康检查。

了解牙齿的
楔状缺损

7. 即将被"锯断"的牙齿是怎么回事?（视频:了解牙齿的楔状缺损）

如果牙刷刷毛过硬,经常用力横刷牙,天长日久在牙颈部就形成小的缺口,这与俗话所说的"水滴穿石""绳锯木断"的道理一样,这是发生楔状缺损的主要原因,因此,有人将楔状缺损称为刷牙磨损,也经常称楔状缺损的牙齿为即将被"锯断"的牙齿。

8. "倒牙"是怎么回事?

"倒牙"是牙齿敏感的症状,其根源是牙本质暴露,对外界刺激敏感而产生酸软、酸痛等感觉。日常生活中,不正确的刷牙方法、经常性地摄取酸性物质、夜间磨牙、不正常地咬合或咀嚼硬物等,都可导致牙齿表面保护层（牙釉质）丧失,引起"倒牙"。"倒牙"可以用激光治疗,缓解牙本质过敏症状。

9. 什么情况下需要拔牙?

牙齿出现以下情况,需要拔除。

（1）智齿萌出不全或阻生时,牙冠周围软组织发生的炎症,临床上以下颌智齿冠周炎多见,冠周炎发病初期,仅有轻微的症状,常被患者忽视而延误治疗,致使炎症迅速发展,甚至引起严重的并发症,建议早期诊断及拔除。

（2）牙体缺损:牙体缺损严重,用现有的修复手法无法恢复和利用,需要拔除。

（3）根尖炎:根尖炎不能用根管治疗、根尖切除等方法治愈,需要拔除。

（4）牙周病：牙周病晚期，无法获得牙的稳固和固定，需要拔除。

（5）牙外伤：牙根中 1/3 折断，需要拔除。

（6）滞留乳牙：滞留乳牙影响恒牙萌出者，需要拔除。

（7）治疗需要：因正畸、修复、肿瘤累及，需要拔除的牙。

（8）病灶牙：引起颌骨骨髓炎、牙源性上颌窦炎等局部病变的牙，需要拔除。

10. 拔牙前的注意事项有哪些?（视频:拔牙前的注意事项）

拔牙前的注意事项

（1）拔牙前，应做好充分的思想准备，保持心态平和，消除对拔牙的紧张、恐惧心理，在拔牙的过程中配合好医生。

（2）拔牙前，要有良好的睡眠休息，不要在劳累、疲倦、睡眠不足的情况下拔牙，以免降低对拔牙手术的耐受力。

（3）拔牙前，要适当进食，不要空腹拔牙，防止低血糖休克或晕厥发生。

（4）拔牙前，医生要了解病史，一定要向医生讲明自己的身体健康状况。

（5）6 个月内有心肌梗死病史者、近期心绞痛频繁发作者不能拔牙。

（6）糖尿病患者，空腹血糖控制在 8.88 毫摩尔/升以下，才能拔牙。

（7）高血压患者，如果血压高于 180/100 毫米汞柱，不能拔牙。

（8）女性月经期、妊娠期（特别在妊娠期前 3 个月和后 3 个月）应避免拔牙，服避孕药期间一般也不宜拔牙。

（9）感冒、剧烈运动后、饮酒后，不宜拔牙。

（10）有急性传染病、口腔内急性炎症时，不宜拔牙。

（11）长期服用抗凝药物，如阿司匹林、法华林等，拔牙前需停药 1 周。头颈部恶性肿瘤，放疗后 3～5 年内，不宜拔牙。

11. 拔牙后如何自我护理?

（1）拔牙后，需咬紧棉球，防止出血。拔牙半小时后，方可取出。

（2）拔牙后 2 小时内，勿饮水及进食，拔牙后 24 小时内不可漱口或刷牙。

（3）拔牙当日应进软食，食物不宜过热，忌食辛辣刺激性食物。避免患侧咀嚼，不用舌舔创口，更不可反复吸吮。

（4）拔牙后1周内，刷牙时注意牙刷勿触及创口，防止出血。

（5）拔牙后应注意保持口腔卫生，预防创口感染。

（6）拔牙创口较大时，遵医嘱应用抗菌药物预防感染。拔牙创口有缝线者，拔牙后7天，需到医院复诊拆线。

（王烨华 田莉萍 马 莹）

（六）牙周病的预防和治疗

人们常说"老掉牙"，就是说上了年纪人的牙齿会自然而然地脱落，其实不然，只要爱护牙齿，护牙方法得当，就可以让牙齿与我们相伴终生。而现在很多人30岁左右，就会有1~2颗牙齿保不住而必须拔掉的情况发生。这是为什么呢？其中的罪魁祸首就是牙周病。现在我们就一起来了解一下牙周病。如图2-2。

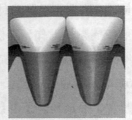

1.牙周病早期：出现牙龈炎、发生牙龈红肿出血

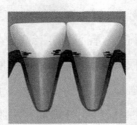

2.牙周病中期：出现牙周袋，有口臭、化脓现象

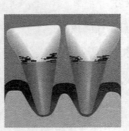

3.牙周病中晚期：牙槽骨吸收，患牙松动

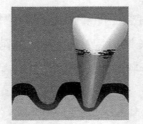

4.牙周病晚期：牙槽骨流失，牙齿脱落

图2-2 牙周病的发展过程

口腔健康
从齿开始

1. 什么原因会引起牙龈红肿？（视频：口腔健康从齿开始）

引起牙龈红肿的原因有牙龈炎、牙周炎、蛀牙、食物嵌塞、内分泌因素等。

（1）牙龈炎、牙周炎。牙龈肿痛是牙龈炎、牙周炎最常见的症状，一般是由于口腔卫生不良，清洁不彻底，导致牙菌斑、牙石堆积，长期对牙龈造成不良刺激，从而形成炎症，出现牙龈肿痛的症状。当炎症加重时，牙龈肿痛会更加明显。

（2）蛀牙。蛀牙如果没有及时治疗，可形成牙髓炎，损伤到牙髓神经，引发根尖周炎，从而引起牙龈肿痛。

（3）食物嵌塞。如果牙缝比较大，或者是假牙边缘不密合者，进食时容易造成食物嵌塞，加之又不注意牙齿清洁，时间久了，就会引起炎症，从而导致牙龈肿痛，同时还伴有口腔异味。

（4）内分泌因素。一些女性在内分泌失调以及月经期、妊娠期等，由于体内激素的变化，内分泌环境发生变化，也会引起牙龈肿痛的情况。

（5）全身性疾病。有的全身性疾病，如白血病、血友病、恶性贫血等，也可出现牙龈肿痛、牙龈出血的症状。这是因为血液中的血小板减少和红细胞异常引起牙龈出血。一般情况下，牙龈出血也会伴随身体其他部位黏膜下出血，所以，如果出现牙龈出血，最好是到医院进行诊查，找出病因，并及时治疗。女性妊娠期也会引起牙龈出血，是因为怀孕后体内激素发生变化，导致牙龈出血。一般情况下，随着妊娠结束而症状缓解或消失。

（6）其他。如果天气干燥，人体的唾液分泌减少，呼吸道干燥，加之进食辛辣刺激性的食物或煎炸食物时，也容易出现牙龈肿痛、出血等。

2. 牙龈经常出血怎么办？

牙龈经常出血，可采取以下措施：

（1）补充维生素C。很多人牙龈出血是因为缺乏营养素，其中主要是维生素C，补充维生素C不仅可以有效地预防牙龈出血，而且还具有抗氧化的作用。日常生活中，可以经常喝柠檬水，多吃富含维生素的蔬菜、水果或者口服维生素 C 片等,进行维生素 C 的补充。

(2)清除牙结石。由于未被及时清理的食物残渣,会在牙缝和牙釉质表面产生很多坚硬的牙结石,牙结石长期刺激牙周组织,就会引起牙龈出血。最有效的解决方法就是定期洗牙,清除牙结石。

(3)积极治疗牙龈炎、牙周炎。偏爱辛辣饮食的人容易患牙龈炎,从而引起牙龈出血,进而导致牙周炎甚至牙龈萎缩,如果出现这种情况,需要及时到医院进行治疗。

(4)积极治疗龋齿。当牙齿破坏到一定程度后,由于牙齿表面不平整以及松动的牙结石,可引起牙龈的损伤,侵犯周围的牙齿甚至牙龈组织。所以,如果患有龋齿,应及时到医院治疗。

(5)消除病因。积极治疗引起牙龈出血的全身性疾病。

(6)正确刷牙。在刷牙的过程中用力过度、刷牙角度错误等,都会在无形中伤害自己的牙齿和牙龈,正确的刷牙方式参见巴氏刷牙法。

3. 牙结石的危害您了解吗?

当发现牙齿出现一些黄色或者褐色的硬物,牢牢地吸附在牙齿的表面,一般刷牙不能清除,这就是牙结石。牙结石对口腔健康的危害是造成牙龈炎、牙周病、口腔炎、口腔异味等。

(1)牙龈炎、牙周病。牙结石对口腔而言是一种异物,它会不断刺激牙周组织,并压迫牙龈,影响其血液循环,造成牙周组织的细菌感染,引起牙龈炎、牙龈萎缩,形成牙周囊袋。当牙周囊袋形成后,更容易使食物残渣、牙菌斑以及牙结石等堆积,造成恶性循环,最终导致牙周支持组织全部破坏殆尽,而使牙齿无法保留,不得不拔除。

(2)口腔炎。牙结石附着于牙齿上不仅影响牙齿美观,也影响镶牙修复效果。有了牙结石之后,可摘义齿会与牙面密合,容易导致食物残屑积存可摘义齿上引起口腔发炎。

(3)口腔异味。牙结石容易导致口腔异味,牙结石堆积到一定厚度之后,压迫牙龈导致牙龈炎,造成牙周病,就会产生口腔异味。

4. 什么是牙周病?

牙周病是人类牙齿丧失的重要原因之一。同时,牙周病的患者可有不同程度的口臭,也可引起牙龈萎缩。牙周病的病因有牙菌斑、牙石、创伤性咬合、食物嵌塞、不良修复体、全身因素等。牙周病在早期只侵犯牙龈组织,称为牙龈炎。牙龈炎的早期症状:牙龈轻度缺血、水肿,患者多无不适感。当牙龈炎继续发展,则出现牙龈充血、肿胀明显,刷牙或者咬硬物时,可有出血症状。这种症状是自行诊断牙龈炎的重要标志之一,出现这种症状时就应当及时就医治疗。否则,可迅速发展成牙周炎。牙周炎的主要症状:形成牙周袋、溢脓、牙齿松动。牙齿松动是牙周炎已趋严重的标志。所以,患有牙周病患者应及时到医院进行诊治。

5. 什么是慢性牙周炎?

慢性牙周炎是最常见的一类牙周炎,约占牙周炎患者的 95%,是由于长期存在的牙龈炎向深部牙周组织扩展而引起。在临床上,牙龈炎可逐渐、隐匿地过渡成牙周炎。因此,早期发现和诊断牙周炎十分重要,因为牙周炎的后果远比牙龈炎严重。牙周炎并不是立即形成的,而是因为日常生活中,没有养成饭后漱口、早晚刷牙的口腔卫生习惯,平时没有把牙齿刷干净或者刷牙方法错误,牙齿的污垢没有得到及时的清理,日积月累,污垢慢慢沉积就会形成结石,附着在牙齿及牙龈表面,牙周炎就是这样一步步发展而来的。

6. 牙周炎如何护理?

牙周炎的护理要点:保持口腔清洁卫生,养成饭后漱口、早晚正确刷牙的好习惯,定期洗牙。健康合理的饮食,减少进食辛辣刺激食物次数。加强锻炼,规律作息,提高机体抵抗力,从而增强牙周组织的抗病能力。戒除对牙周组织有害的不良习惯,如吸烟、饮酒、单侧咀嚼等,预防牙周病的发生。

7. 什么是根尖周炎?

根尖周炎是龋齿发生后未及时治疗,造成根管内的感染,引起急慢性牙髓炎,牙髓炎发展到晚期,牙髓组织大部分或全部坏死,细菌感染导致根尖周组织炎症性疾病。

根尖周炎的主要表现是疼痛。根尖周炎分为急性根尖周炎和慢性根尖周炎。

(1)急性根尖周炎。急性根尖周炎早期,患牙有轻度疼痛,此时患牙咬紧,疼痛可以暂时缓解。如果急性根尖周炎继续发展,形成急性根尖脓肿,则疼痛加剧,有持续性跳痛。脓液扩散至骨膜下,疼痛、肿胀会更明显。

(2)慢性根尖周炎。慢性根尖周炎主要表现为根尖肉芽肿、根尖脓肿、根尖周囊肿。①根尖肉芽肿,一般无自发痛,仅觉咀嚼不适,咬合无力,此时牙髓多已坏死,机体抵抗力低时,可急性发作。②根尖脓肿,多无自觉症状,在患牙的根尖区黏膜处可有瘘管,瘘管口处常有肉芽组织增生,可有脓液自瘘管排出,因有瘘管引流,不易转为急性炎症。③根尖周囊肿,多无自觉症状,牙齿变色,若囊肿增大,可使周围骨质吸收,在患牙根尖部黏膜多呈半圆形隆起。

了解根管
治疗

8. 根管治疗后如何护理?（视频：了解根管治疗）

根管治疗后的护理如下。

(1)根管治疗后,勿用患牙咀嚼,以免造成其他损伤。

(2)根管治疗后因个体差异,对疼痛的敏感程度不同,绝大多数人术后无明显疼痛,仅有酸胀或轻微疼痛,如感觉疼痛逐渐加重,请及时到医院复诊。

(3)根管治疗后,牙齿变脆,易出现折裂,要及时行全冠修复,以延长牙齿寿命,有利于牙齿的长期使用。

9. 为什么要定期洗牙?

人们常说的"洗牙",医学术语称为"洁治"。所谓"洁",就是去掉牙齿表面的细菌、牙石、色素等牙垢;而"治"则指它是治疗牙周病的基本方法之一。当人们进食各种食物后,如果口腔清洁不到位,就会在牙面上形成牙石。牙结石是导致牙齿松动脱落的"元凶"。仅仅依靠刷牙,牙石是无法清除的,需要到医院洗牙,才可清除牙石。所以,洗牙的主要目的,不仅仅是为了牙齿的美观漂亮,更是为了清除牙结石,减轻牙龈炎、牙周炎的症状,防治口腔疾病。

一般情况下,大多成年人的牙齿,都会存在不同程度的牙石问题,如果不定期进行洗牙,很容易诱发牙周炎,引起牙齿松动,导致牙齿脱落等。对于一些牙垢多、牙龈炎反复发作或牙齿表面附有烟斑、茶渍、咖啡渍的人群,更需要养成定期洗牙的习惯。洗牙后,由于除掉了牙齿上的污垢,看起来牙齿会比较清洁美观,口腔也会感觉非常轻松舒适,更重要的是可以防治牙龈炎、牙周病。所以,健康人群应每 6 ~ 12 个月,进行一次牙齿洁治;牙周疾病患者可根据病情,每 3 ~ 6 个月,进行一次牙齿洁治。

10. 关于洗牙的那些事(视频:正确认识洗牙)

正确认识
洗牙

牙齿上到底有什么,是不是一定要洗呢? 今天我们来解答一下这个问题。

(1)牙齿上主要是牙菌斑及牙石。牙菌斑:其实就是在牙齿表面不能被水冲去的一层细菌性生物膜,它是所有牙齿疾病,例如蛀牙、牙周炎以及口腔异味的罪魁祸首。牙石:牙石起初是乳白色,但可随着牙龈出血、烟酒或咖啡等影响变成黑褐色。

(2)牙石的危害:牙石虽小但危害极大,如果不及时清除则会破坏牙周,初期会出现牙龈红肿出血,如果牙结石长期不被清除,可导致牙槽骨"发炎",继而造成"骨丧失"。所以,必须及时清除牙石,而去除牙石的手段主要就是洗牙。

(3)洗牙存在下列误区:①洗牙能美白牙齿。洗牙可以还原牙齿本来的亮白度、光滑度以及清洁度,但不能美白牙齿,牙齿变白需要专业的牙齿美白技术。②洗牙会导致牙齿敏感。牙齿的外层长期被厚厚的牙石包裹,洗牙后会使牙齿突然暴露在"久违"的环境里,可能会出现各种不适的症状,但这并不是洗牙引起的敏感,这些酸痛不适的症状,可在洗牙 1 周之后逐渐缓解。③洗牙会伤害牙齿,导致牙齿松动。牙菌斑、牙石如不及时治疗,反而会发展成牙周炎,导致牙齿松动,而洗牙则是能保护牙齿的。④洗牙伤害牙釉质。牙釉质的硬度是骨头的4倍左右,超声波振动所产生的强度是不会伤害牙釉质的。⑤洗牙会使牙缝变大。牙缝变大的罪魁祸首是牙石,牙石的长期堆积,可使牙缝变得越来越大,而洗牙的目的就是清除牙齿表面的牙结石。所以,为了防止牙龈萎缩、牙齿缝隙变大、防止牙结石堆积过多,破坏牙齿健康,我们除了注意日常的口腔卫生,还需要定期洗牙!

11. 洗牙前后有哪些注意事项?（视频:洗牙前后的注意事项）

洗牙前后的
注意事项

（1）一定要选择到正规专业的医院或者诊所进行洗牙。

（2）患有急性传染病的人群,如急性肝炎活动期、结核病患者、艾滋病患者等,应在疾病稳定后,方可洗牙。

（3）牙龈炎患者在洗牙的过程中,可能会有牙齿酸痛、出血,洗牙后牙齿敏感等症状。但通常在洗牙1周后,这些症状就会缓解。

（4）洗牙2周内,不宜进食冷、热、酸、甜等食物。

（5）洗牙后如不注意口腔清洁,牙菌斑与牙结石又会很快形成。所以,洗牙后还要继续保持口腔卫生,坚持正确的刷牙方法,每天早晚刷牙,饭后漱口,才能有效地保持洁牙效果。

（6）患有出血性疾病的人群,如血小板减少症患者、白血病患者、未控制的2型糖尿病患者等,可提前在医生指导下应用促凝血药物,控制凝血速度,防止洗牙时出血。

（7）口腔局部软硬组织炎症处于急性期的患者,也应在急性期过后再洗牙,以免炎症扩散。

（王云霞　田莉萍　马　莹）

（七）了解智齿

智齿

智齿,学名第三大臼齿,俗称智慧牙、立事牙、尽头牙,是口腔最靠近喉咙的牙齿,如果全部生长出来一共4颗,上下各2颗。智齿通常是在人类心智已经成熟时才长出,有的人20岁之前,有的四五十岁才长,而有的人终身不长,这都是正常现象。并且4颗智齿不一定都长全,有的人可能只长1～2

颗,有的智齿甚至长到一半不再生长,这种情况称为阻生智齿。智齿的位置从门牙正中牙缝开始,由一侧门牙向里面数牙齿数目,如果有第八颗牙齿,就是智齿。由于智齿位置在最里面,日常刷牙不容易清洁,极易产生蛀牙。且智齿往往由于萌出空间不足,出现肿痛,还会侵犯邻牙,造成牙痛。另外,由于没有对咬牙,有时智齿会过度萌发,进而影响咬合。有的智齿可能萌发不足,成为阻生齿。

1. 智齿发炎时怎样处理?

(1)智齿轻度发炎时,及时就医,在医师的指导下用过氧化氢溶液和生理盐水交替漱口。先用过氧化氢溶液漱口(过氧化氢溶液需加两倍的生理盐水稀释,不可用原液漱口),然后再用生理盐水漱口,每次餐后及时漱口,坚持漱口1~2周,并在医师的指导下,口服抗生素类药物如甲硝唑、阿莫西林等,症状会逐渐缓解。

(2)智齿重度发炎时,漱口及口服消炎药已经不能控制炎症,应及时到正规医院处理,如静脉输入抗生素等。

(3)对于经常发炎的智齿,且炎症已经控制后,应及时到正规医院进行拔除。因为智齿本身作用不大,所以,没有必要保留。

(4)智齿的局部治疗:智齿冠周炎局部治疗很重要,应及时到正规医院诊治。医师会用1%~3%过氧化氢溶液及生理盐水进行彻底冲洗,然后再滴入3%的碘甘油,再加康复新液或者口泰漱口,一天4~6次。早期还可局部冷敷、外敷中草药以帮助炎症吸收。如果形成脓腔时,需及时切开引流。

2. 智齿冠周炎如何护理?(视频:智齿冠周炎患者的护理)

智齿冠周炎
患者的护理

智齿冠周炎的护理有以下几个方面。

(1)及时治疗牙龈炎,防止造成继续感染。

(2)保证充足的睡眠,加强锻炼,增强体质,提高自身免疫力。

(3)生活中养成良好的口腔卫生习惯,每天早晚刷牙、饭后漱口,能够及时将口腔中的残留食物清除。牙齿如果有食物嵌塞症状,应及时用牙线清理,保持口腔清洁。

（4）患病期间宜清淡饮食，多吃新鲜的蔬菜和水果，避免进食辛辣、生冷、油腻的食物。

（5）遵医嘱使用抗菌药物，疼痛明显者给予药物止痛。合理使用漱口液漱口，保持口腔清洁。

3. 所有的智齿都需要拔除吗?

不是所有的智齿都需要拔除，如果智齿牙位正、能正常萌出，不影响日常生活，可不予处理。对于经常引起疼痛不适的智齿，则需到正规医院进行拔除。

（王云霞 田莉萍 马 莹）

（八）人工种植牙知多少

种植牙是将人工牙（通常指人工牙根假体）植入牙槽骨内的手术。该植入物称为牙种植体，牙种植体是指为了支持义齿修复的上部结构，用外科手段在上颌或下颌颌骨内或颌骨上植入设计的装置。先把种植体植入牙槽骨内代替天然牙根，然后在暴露于牙龈外的种植体上，安装上牙冠。

1. 种植牙与传统假牙相比有哪些优点?

种植牙比传统假牙的咀嚼效率高，且不需要每天摘戴冲洗，传统假牙依靠大气压固定在口腔中，摘戴不方便，且在摘戴过程中容易变形。种植牙是由医生固定在患者的牙槽骨内，使用寿命较长，无意外可使用终身。而传统假牙，因材料及患者口腔组织的变化，最多使用 5 年左右，就需要更换新的假牙。

2. 种植牙是否人人适合?

种植牙不是人人适合的，种植牙的种植体有一定的长度和宽度，因而要求患者的颌骨也要有一定的长度和宽度与之相适应，若颌骨的长度太短，则无法容纳种植体。如果强行植入，则可能会造成严重的不良后果。若两牙之间的间隙太窄,无法容纳种植后在种植体上戴人造牙冠,也不适合选择种植牙。

3. 种植牙术后如何护理?（视频:种植牙术后的护理）

种植牙术后的护理

（1）种植牙术后24小时内不要刷牙、漱口,因有可能导致术区渗血。如有口腔不适,可含一口清水2～3分钟,轻轻吐出即可。术后2小时即可适量饮水、进食,食物以温凉为宜。

（2）种植牙术后患者如有疼痛不适,可服用止痛药。一般正常情况,手术24小时后,患者不会再有持续的疼痛感觉。

（3）有些患者术后可能出现局部水肿及瘀斑,可于术后24小时内进行局部冷敷。一般持续3～5天,症状可逐渐消退。

（4）术后抗生素应用:对于简单的种植牙手术（种植体数量少,手术时间短,患者身体恢复良好）,术后口服抗生素即可。对于相对复杂的种植牙手术,术后可给予静脉应用抗生素,以防感染发生。

4. 牙齿缺失修复有哪些重要性?（视频:牙齿缺失修复的重要性）

牙齿缺失修复的重要性

成人口腔上下颌共有28～32颗恒牙,并且较为有序地排列,形成稳定的牙齿咬合关系。但是,生活中人们常常因蛀牙、牙周病、外伤等原因,造成牙齿缺失。有些人认为缺失一颗牙事小而不去关心。其实,即使一颗牙齿缺失,也可引起一系列的牙齿以及牙列问题。因为牙齿缺失,造成的危害很多。所以,需要及时修复缺失的牙齿。

（1）牙齿缺失的危害:牙齿缺失可引起邻牙倾斜、对颌牙伸长、咬合紊乱、面部改变以及影响发音功能、颞下颌关系紊乱、消化系统疾病等。

（2）义齿修复:是指用特定的材料来代替原有的牙齿。

（3）义齿修复的种类:义齿修复的种类有活动义齿、固定义齿和种植牙3种。①活动义齿:活动义齿的专业名称是可摘义齿,包括可摘局部义齿和全口义齿。是利用剩余天然牙、基托下的黏膜和骨组织作为支持,依靠义齿的固位体和基托来固位,用人工牙恢复缺失牙的形态和功能,用基托材料恢复缺损的牙槽嵴、颌骨及其周围的软组织形态,患者可以自行摘戴的一种修复体。②固定义齿:固定义齿是修复牙列中一个或几个缺失牙的修复体。靠黏结剂或固定装置与缺牙两侧预备好的基牙或者种植体连在一起,从而恢复缺失牙的解剖形态与生理功能。由于这种修复体患者不能自行取戴,固简称为固定义齿。又由于其结构与桥梁相似,故又称固定桥。③种植牙:种植牙指的是一种以植入骨组织内的下部结构为基础来支持、固位上部牙修复体的缺牙修复方式。它采用人工材料(如金属、陶瓷等)制成种植体(一般类似牙根形态),经手术方法植入组织内(通常是上下颌),并获得骨组织牢固的固位支持,通过特殊的装置和方式连接支持上部的牙修复体。种植牙可以获得与天然牙功能、结构以及美观效果十分相似的修复效果,已经成为越来越多缺牙患者的首选修复方式。

中华口腔医学会副秘书长韩亮曾精确计算:健康牙齿保养上的花费不过 6 万多元钱。如果 32 颗牙齿全坏掉,都做种植牙,总花费则高达 60 万元。显而易见,及时修复缺失的牙齿,做好牙齿的保护是多么得重要啊!

5. 什么是活动义齿?（视频:认识活动义齿）

认识活动
义齿

活动义齿也称活动假牙,顾名思义就是可以自行摘戴的义齿,活动义齿又分为两类,即可摘局部义齿和全口义齿。活动义齿的作用是增进咀嚼功能,保持良好的口腔和面部外观。

（1）可摘局部义齿:它是利用口腔中存留的牙齿和黏膜作支持,借助固位体固位,用以修复牙列缺损,患者可自行取戴的一种活动义齿。可摘局部义齿有传统卡环式、精密附着体以及套筒冠可摘局部义齿 3 种。①传统卡环式可摘局部义齿:其中贵金属托最适合后牙区,弹性隐形义齿修复前牙区较美观。②精密附着体可摘局部义齿:利用各种精密度高的按钮或锁扣等配件,把可摘局部义齿固定,从而行使咀嚼功能的修复体。它比卡环式可摘局部义齿美观、稳固。③套筒冠可摘局部义齿:利用原有基牙制作套筒冠,更美观,易清洁。

（2）全口义齿:全口义齿是由基托和人工牙两部分组成,是黏膜支持式义齿,靠义齿基托与上下颌黏膜贴合产生大气压和吸附力固定于牙槽嵴上,用以恢复患者面部形态和功能。

6. 佩戴义齿的注意事项有哪些?

佩戴义齿的注意事项如下。

(1)戴义齿时,口内常有异物感,唾液增多,甚至会恶心、呕吐,有的发音不清、咀嚼不便,这些都属于正常现象,应继续使用,只要坚持佩戴,一般经过1~2周调改、适应后,以上症状即可逐渐消失。

(2)开始摘戴义齿时,应在医生的指导下进行,掌握摘戴义齿的方法和戴入方向,反复、耐心地练习,找到规律,直至熟练。不可强行摘戴,以免支架变形或义齿折断。摘取义齿最好推拉基托边缘,而不要以强力拉卡环,以免卡环变形。戴义齿时,应用手戴就位后再咬合,绝不可以用牙咬合就位,以免损坏义齿。

(3)戴义齿不宜吃坚硬食物,应先练习吃较软的食物,待适应后再逐渐咀嚼较硬而脆的食物。

(4)戴义齿后,可能有黏膜压痛现象,甚至出现黏膜溃疡,应复诊修改。如不能及时复诊,可暂时不戴,取下的义齿,应存放于冷水中保存。但在复诊前数小时必须戴上义齿,以便医生能准确找出压痛点,便于修改。

(5)饭后应取下义齿,清洗干净后再戴上,以免食物残渣沉积于义齿上,不利口腔卫生。为了减轻支持组织的负担并防止误吞风险,夜间应停戴义齿,睡前应取下义齿。

(6)全麻手术前应取下义齿,防止误吸。

(7)戴义齿后,如有不适,应及时复查、修改,不要自行磨改,也不宜长期不戴,否则会因口腔内组织的变化,致使义齿不能继续使用。

(8)戴义齿后,每隔半年至一年到医院复诊检查一次,以便发现问题及时处理,确保支持组织的健康。如果义齿脱落折断,应将全部断块带至医院检查,根据情况修复或重做。义齿使用数年以后,因口腔内组织改变或塑料性能改变,应进行修改或重做,不可勉强使用,以免损伤天然牙或口腔黏膜等。

(9)取下义齿后,注意清理义齿与天然牙齿之间的邻接面,应将此处残留的食物残渣彻底清除,防止发生龋坏。

7. 活动义齿如何护理？

活动义齿如果护理不当，也可造成一系列疾病，如心脏病、高血压、糖尿病、义齿性口腔炎、细菌性肺炎等，给我们的身体健康带来严重危害。那么，活动义齿需要如何护理呢？

（1）因为活动义齿的咀嚼功能性及稳固性比恒牙小，容易损坏，因此不可吃过于坚硬以及黏性过大的食物，如甘蔗、骨头、奶糖、年糕等。禁用热水、乙醇或其他腐蚀性的清洁剂浸泡活动义齿。

（2）活动义齿的清洁：①进餐后应取下活动义齿清洗，先用水冲洗干净，然后再戴入口中，保持活动义齿的清洁。②夜晚临睡前，也应取下活动义齿，先用牙膏及牙刷将义齿刷洗干净，然后置于冷水中保存，可使牙床得到休息。同时，也可避免误吞义齿。次日进餐前再戴。③活动义齿要定期放置于专门的义齿护理液中进行浸泡。

（3）活动义齿在使用一定时间后，会发生老化、变形、牙面被磨耗、变平，从而造成义齿功能降低。不合适的活动义齿，甚至会引起口腔组织的病理变化。所以，要注意定期维护及检修。如果佩戴活动义齿时感觉疼痛或活动义齿卡环变松，应及时到医院复诊修改，修改到合适状态后再继续使用。如果义齿脱落折断，应将全部断块带到医院检查，根据情况修复或重新制作。义齿使用 3～5 年以后，因口腔内组织改变或义齿性能改变，应进行修改或重做，不可勉强使用，以免损伤天然牙或口腔内的其他组织。

8. 固定义齿如何护理？

固定义齿，也就是我们常说的"死牙"，因为使用起来和自己的天然牙一样，不需要摘戴。所以，许多人认为"死牙"不需要护理。这种观念是错误的，固定义齿也需要正确护理，才能延长其使用寿命。

固定义齿的护理：初戴固定义齿时要尽量吃较软的食物，避免过硬、过黏的食物，慢慢适应后再恢复正常饮食，但应注意始终避免咬硬物，如坚果、酒瓶盖等。使用一段时间后，若固定义齿表面有破损或基牙、邻牙松动，一定要及时到医院进行检查。由于不能自行摘戴，所以固定义齿清洁起来相对困难一些。故应养成早、晚刷牙和饭后漱口的习惯,最好是每次饭后都认真刷牙,尤其要刷好基牙(固定义齿的牙)和邻牙,也可借助牙线、间隙刷等,做好口腔清洁。固定义齿若佩戴不合适,出现牙周软组织疼痛、牙龈出血或牙齿酸痛、咀嚼痛时,须及时到医院复诊。每隔半年或一年到医院做一次全面的口腔检查,以延长固定义齿的寿命。

(王云霞　马　莹　田莉萍)

(九)舌头疼痛不适的原因

舌头表面覆盖着一层黏膜,其上有无数个味蕾,因而能辨百味。舌头里面还有极其丰富的血管,所以舌头的颜色不仅是舌头本身健康状况的反映,同时也是全身血脉调和的标志。

1. 舌头为什么会痛呢?

(1)口腔溃疡。口腔溃疡可造成舌头肌肉受损,而出现舌头疼痛。

(2)三叉神经痛。在支配舌头的神经中,有一条神经叫三叉神经,如果三叉神经受损,即可出现舌头"刀割样"疼痛。

(3)舌黏膜病变。舌黏膜是口腔癌前病变的好发部位,如口腔白斑、红斑、扁平苔藓等,都容易导致舌黏膜充血和糜烂,引起舌头疼痛。

(4)舌创伤性溃疡。不合适的假牙,可能引发舌创伤性溃疡,从而引起舌头疼痛。

(5)其他如舌头变大变硬,与牙齿磕磕碰碰,造成伤痛,就要考虑舌部的血管、淋巴管是否发生了错构瘤,还要注意排除舌头肌肉淀粉样变、黏多糖症、类脂蛋白沉积症等少见病变。所以,如果出现舌头疼痛,需要及时到医院诊治。

2. 什么是舌灼痛?

舌头疼痛虽然有一些是因为口腔疾病引起,但也并不是所有的舌头疼痛都是舌头有病的信号。有的人舌头疼痛就找不到任何病理原因,而就医者却诉说"舌头像火烧火燎一样疼痛"。对此,医学上有个十分生动的称呼,叫舌灼痛。其实,舌灼痛是一种典型的心身疾病。患者往往有恐癌心理,或是听说周围有人得了舌癌,有的人则对镜自照,发现舌根部高高突起的轮廓乳头(这其实是一种正常的舌部结构),便误认为自己得了癌。从此以后便寝食不安,天天对着镜子照个不停,来回反复拨弄舌头,以探究竟,结果造成舌部肌肉拉伤,引起舌灼痛。所以,治疗舌灼痛,解除心理负担,纠正不良行为,比服药更有效。

(王云霞 马 莹 田莉萍)

(十)了解口腔扁平苔藓(视频:了解口腔扁平苔藓)

了解口腔
扁平苔藓

扁平苔藓主要发生在皮肤和黏膜上,少数病例可侵犯指(趾)甲以及毛发。它的最典型损害是微高出皮面的扁平丘疹,小米粒至绿豆大小,呈界线清楚的多角形或圆形。颜色多为紫红色或紫蓝色,亦可为暗红、红褐及污灰色。同一患者的丘疹往往大小一致,密集分布,有的散在分布,有的相互融合成大小不等、形状不一的斑块。大多数患者会有不同程度的瘙痒。

1. 扁平苔藓发生在口腔时有哪些表现?

扁平苔藓若是发生于口腔,表现为树枝状或网状的白色细纹,有时出现白色斑点、斑片或斑块。扁平苔藓如果发生在舌部,可出现舌乳头萎缩;若发生在唇部,则可出现糜烂、渗出及黏着性鳞屑,极像红斑狼疮引起的唇部损害。大约有1%的口腔黏膜扁平苔藓会发生癌变,且多发生在溃疡或浸润变厚的部位。

2. 口腔扁平苔藓如何治疗?

口腔扁平苔藓普通型一般无须特殊处理。小范围病变,可在病变基部黏膜下应用药物局部封闭。病损局部可涂含糖皮质激素的软膏,糜烂面可贴消炎止痛药膜。病情较重者可口服免疫调节剂、转移因子、维生素类药物等。

3. 口腔扁平苔藓有哪些护理要点?

口腔扁平苔藓患者要使用软毛牙刷刷牙,戒除烟酒,忌食辛辣刺激性食物,以减少局部的不良刺激。宜进食富含多种维生素的食物,注意营养均衡。定期进行口腔洁治,保持口腔卫生。合理用药,控制细菌感染。劳逸结合,加强体育锻炼,保持良好健康的心理。

（王云霞　马　莹　田莉萍）

(十一)口腔白斑

口腔白斑是指发生在口腔黏膜上的一种角化性白色斑块,触之表面有粗糙感,界限清楚,明显高于黏膜表面,可无症状或只有轻度不适感,严重者白斑表面可能出现皲裂或溃疡,有自发痛及刺激痛。

1. 为什么会发生口腔白斑?

口腔白斑发生的原因,目前尚不明确。但其发生多与局部刺激因素有直接关系。如口腔白斑与吸烟时间长短以及吸烟量呈正比关系。饮酒,喜食烫食、酸辣食物,喜嚼槟榔等会刺激口腔黏膜,也与白斑的发生有关。

2. 口腔白斑如何护理?

口腔白斑的护理要点主要是解除局部刺激因素,如戒除烟酒及槟榔、不吃过热食物、少吃辛辣刺激性食物,纠正各种不良生活习惯,保持口腔清洁,坚持药物治疗等。经久不愈的口腔白斑患者,应到医院就诊,进行手术切除。

（王云霞　马　莹　田莉萍）

(十二)口腔癌和槟榔的关系

槟榔早已被世界卫生组织列为一级致癌物。嚼食槟榔与口腔癌的发病密切相关,在口腔医学界,这既是共识,也是真相。早在2004年,国际癌症研究中心就已经把中国台湾省和印度列为因嚼食槟榔引发口腔癌的流行地区。

口腔癌和槟榔的关系

1. 口腔癌与嚼槟榔有关吗?（视频：口腔癌和槟榔的关系）

医学研究证实,咀嚼槟榔者可有口腔黏膜病变,如口腔黏膜下纤维化、白斑、扁平苔藓,而这些口腔黏膜病本身不是癌,但如果不能得到及时有效的治疗,对口腔黏膜造成长期不良刺激,就有可能转变为口腔癌。

2. 槟榔的主要成分是什么?

槟榔的主要成分是槟榔素、槟榔碱,这些成分通过一定的生物作用,对细胞具有毒性作用。长期咀嚼槟榔,因槟榔纤维的机械摩擦,也可造成口腔黏膜局部损伤,导致口腔黏膜下纤维化。

3. 长期咀嚼槟榔会带来哪些危害?

早期无任何症状。随着病情进展,口腔可有烧灼感,尤其在进食刺激性食物时更为明显。口腔内会出现疱疹,破溃后形成溃疡。有的有自发痛、口干、味觉减退等。后期可出现张口困难、不能吹口哨及吹灭蜡烛、言语及吞咽困难、口腔黏膜变白、轻度不透明、触诊发硬、可发现纤维条索等。如果发生口腔黏膜下纤维化后,仍不能及时阻断槟榔的摄入,任由槟榔碱的反复刺激与累积,即可诱发敏感人群的致癌基因突变,最终导致口腔癌的发生。

"槟榔加烟,法力无边",形容的是一种吸食后的快感。但为了一时快感而冒患口腔癌的风险;实在得不偿失。所以,为了您的身体健康,请您拒绝槟榔,才能远离口腔癌!

（王云霞　马　莹　田莉萍）

（十三）干燥综合征

干燥综合征是一种以泪液、唾液分泌减少为特征的慢性自身免疫性疾病。

1. 干燥综合征的病因是什么？

干燥综合征的病因尚不明确，但往往是多种因素互相作用的结果，如感染因素、遗传因素、内分泌因素等。

2. 干燥综合征有哪些症状？

干燥综合征主要表现为口干、眼干，还可伴有皮肤干燥、鼻腔干燥等症状。

3. 干燥综合征怎样治疗？

干燥综合征的治疗，主要是应用免疫抑制剂及对症治疗。可适时给予滴眼液，预防结膜炎的发生。

4. 干燥综合征如何护理？

干燥综合征的护理要点如下。

（1）房间定时通风，保持室内适宜的温湿度。

（2）注意口腔清洁，勤漱口、定时刷牙。

（3）宜进食富含营养的清淡饮食，多吃蔬菜和水果，多饮水，忌食辛辣及过热、过冷、过酸等刺激性食物，戒除烟酒。

（王云霞　马　莹　田莉萍）

（十四）正确认识口腔溃疡

口腔溃疡俗称"口疮"，是一种以周期性反复发作为特点的口腔黏膜局限性溃疡损害，可以自愈，可发生于口腔黏膜的任何部位。以唇、颊、舌部多见，严重者可波及咽部黏膜。不少患者随着病程的延长，溃疡面积增大、数目增多、疼痛加重、愈合期延长、间隔周期缩短等，影响进食与说话。口腔溃疡一般10天可自愈，如果病程超过3周，仍不自愈，则必须到医院诊治。

口腔溃疡

1. 反复性口腔溃疡的原因是什么?

（1）不规律的作息习惯。熬夜、长期睡眠不足、过度劳累等,可使口腔溃疡反复发作。特别是周末和假期,不可太过疲惫,注意作息规律,假日后也要及时调整生物钟。

（2）压抑的心情和负面情绪。心理因素是口腔溃疡的重要诱发因素之一,包括长期的精神压力、压抑的心境、波动起伏的情绪等,都可能诱发口腔溃疡。

（3）不正确的刷牙方法和劣质牙刷。很多人刷牙的速度非常快,由于刷牙速度太快,不能适度控制牙刷头在口腔内的运动幅度和力度,这样很容易损伤牙龈和口腔内壁的上皮组织,从而形成溃疡。另外,劣质的牙刷,比如硬质的牙刷毛、粗糙的牙刷头表面等,也可造成口腔黏膜、牙龈等损伤,形成创伤性口腔溃疡。

口腔溃疡多是发生在口腔黏膜的浅表性溃疡,比较直观,一般患者自己照镜子就能看到。溃疡可从米粒至黄豆大小,呈圆形或卵圆形,溃疡面为口腔溃疡凹、周围充血。当进食辛辣刺激性食物以及吸烟、饮酒时引发疼痛,一般 1~2 周即可自愈。如果溃疡在同一个部位,且呈周期性反复发作,就应引起重视,建议到正规医院做专科检查,以明确诊断,及时治疗。

口腔溃疡的
护理

2. 口腔溃疡如何护理?（视频:口腔溃疡的护理）

口腔溃疡护理的要点:注意口腔卫生,养成每天早晚刷牙、餐后漱口的习惯。应用治疗口腔溃疡的药物及漱口水。避免吃太硬或纤维太粗的食物,以免刺激溃疡创面,加重疼痛。还要注意饮食温度,食物以温凉为宜。忌食辛辣刺激性食物,以免刺激口腔黏膜,加重口腔溃疡。

3. 怎样正确使用口腔溃疡喷剂?

口腔溃疡喷剂主要用于口腔溃疡,口腔溃疡喷剂的主要作用是清热解毒、消炎止痛。

（1）口腔溃疡喷剂的使用方法。①用物准备:压舌板 1 个或者棉签,口腔溃疡喷剂 1 瓶,纯净水 100 毫升。②使用方法:用压舌板或者棉签扒开溃疡部位,使口腔溃疡处暴露,用口腔溃疡喷剂对准溃疡处,按压喷头两下,然后闭合嘴巴 4 ~ 5 分钟后,再用清水漱口。

(2)使用口腔溃疡喷剂的注意事项。口腔溃疡喷剂每次喷药适量即可,以不流出口水为宜。喷药结束后,不可立即漱口,使药物充分在溃疡处发挥作用。每次饭后半小时,用清水漱口后,再使用喷剂,每天 2 ~ 3 次即可。口腔溃疡喷剂使用简单、操作容易且效果显著。但是,效果也因人而异,若使用 1 周后,口腔溃疡症状不见好转,则需及时到医院就诊。

4.口腔溃疡如何防治?

口腔溃疡的防治,主要是做好以下几点。

(1)调节紧张情绪,保持积极向上的乐观态度,开心面对每一天。避免暴躁的脾气,保持平和的心态,是预防口腔溃疡的一种积极有效的方法。

(2)保持规律睡眠,不熬夜,养成早睡早起的习惯,保证充足睡眠。

(3)均衡营养,饮食要清淡,平时注意多吃新鲜水果和蔬菜,注意饮食卫生,每天保持足够的饮水量。避免进食辛辣刺激性的食物,以减少对口腔黏膜的不良刺激,预防口腔溃疡。

(4)注意口腔卫生,每天早晚刷牙、饭后漱口,保持口腔清洁。

(5)养成良好的生活习惯,饮食起居规律,养成每天定时排便的习惯,保持大便通畅。

(6)戒除烟酒,注意劳逸结合,避免过度劳累。

(7)加强体育锻炼,提高机体免疫力。

5.口腔溃疡会导致口腔癌吗?

口腔溃疡几乎是每个人都熟悉的口腔常见病,因为几乎每个人在一年之中,都会有 2 ~ 3 次的口腔溃疡经历。这是因为口腔溃疡的致病因素不仅复杂,而且多种多样,不可能完全避免可诱发口腔溃疡的因素,人们常说的"病从口入"就很好地印证了这一点。

口腔癌也是尽人皆知的口腔疾病,特别因为"癌"这个字眼而为人所忌惮。有的人患了口腔溃疡以及一些常见的口腔疾病之后,总是担心自己会与口腔癌扯上关系。根据权威部门的统计数据,口腔癌的发病率为(1～10)/10万(即每10万人中最多可有10人患病),个别国家可达到(15～30)/10万(最多达到每10万人有30人患病,即万分之三)。大部分的口腔癌是原发癌,主要症状表现为舌头溃疡、吞咽困难、嘴唇麻木等。至于口腔癌的发病原因,据分析,除了饮食过烫可能是诱发疾病的原因之一,长期口腔溃疡、没有及时控制的口腔黏膜疾病,以及出现蛀牙或烂牙后,缺牙旁边锐利的牙边缘未得到及时修补或处理,长期摩擦周围组织,长期咀嚼槟榔等,这些都可能引起癌变。此外,口腔癌患者相对男性偏多,这还可能与男性长期吸烟有关。所以,要特别提醒大家:戒除不良生活习惯,养成良好口腔卫生习惯,保持口腔卫生,关注口腔健康,及时治疗口腔疾病,才能远离口腔癌!

(王云霞 田莉萍 马 莹)

(十五)孕期口腔健康

孕龄妇女在备孕的时候,通常会进行各种身体检查,但却往往忽略对牙齿的关注。我们知道怀孕会引起孕妇激素水平、生理、饮食习惯的变化,使孕妇患口腔疾病概率增多。怀孕前,女性应提前进行全面的牙齿检查,发现牙病,及时治疗。否则,一旦在怀孕期间牙病发作,往往只能做简单处理,需等到怀孕4～6个月才能治疗。而孕妇由于牙痛,往往无法确保食物的摄入量,容易造成胎儿以及孕妇无法获得足够的营养。同时,牙痛还可引起孕妇心情压抑或烦躁,也不利于胎儿的生长发育。

1. 孕前为什么要进行口腔检查?

在备孕时进行口腔检查,主要是为了预防和早期治疗以下口腔疾病。

(1)牙周病。怀孕期间,孕妇的雌激素分泌增加、身体免疫功能下降、牙菌斑菌落生态改变,这些变化可使牙龈中血管增生、血管的通透性增强、牙周组织对牙菌斑的局部刺激反应加重,还可引起其他牙周问题,如牙周肿胀、溃疡及牙齿松动等。

（2）龋齿。孕期由于饮食习惯和身体状况的改变，很多孕妇容易忽略口腔卫生，没有及时清理附着在牙齿上面的食物残渣，导致口腔内细菌增多，而且食物残渣中的碳水化合物发酵产酸，可导致牙齿脱钙，形成龋齿。孕前若有龋齿，常常因为怀孕而加重。如果孕前未填充龋洞，发展成深龋或急性牙髓炎，剧烈牙痛会令人辗转反侧，夜不能眠，严重影响母胎健康。

（3）阻生智齿。阻生智齿是指口腔中最后一颗磨牙（俗称后槽牙），如果不能完全萌出，部分牙体被牙龈所覆盖。若孕前有阻生牙未拔除，再加上牙菌斑堆积，阻生牙四周的牙龈就会出现充血、肿胀、疼痛，甚至导致智齿冠周炎发作，伴随组织间隙感染，造成孕妇面部肿胀、张口困难、无法进食等。如果炎症控制不及时，甚至会出现海绵窦静脉炎，此病发病急骤，病情凶险，感染由邻近的含气蝶窦和筛窦直接或经血管静脉蔓延而来，患者有眼球突出、视神经盘水肿、严重的脑部症状（头痛、意识减退、惊厥）、脑神经麻痹以及高热。因此，在做孕前口腔检查时，如发现阻生智齿，一定要尽早拔除，以免后患。

（4）残根、残冠。如果孕前有残根、残冠而未及时处理，因其周围炎症，孕后容易出现牙龈肿痛。因此，备孕时若有残冠、残根或以前已进行根管治疗且明显有根尖病灶的牙齿，都应及早治疗或拔牙，防止孕期出现牙齿疼痛。

（5）妊娠期龈瘤。怀孕3个月后，孕妇在高孕酮值和细菌等局部刺激共同作用下，导致牙龈血管发生良性病变，称为妊娠性龈瘤。临床表现为2颗相邻牙齿间的牙龈乳头肿胀、颜色暗红、牙龈表面光滑、咀嚼时易出血等。严重影响孕妇生活质量，且孕期切除易复发。

2.孕前口腔检查有哪些注意事项？

（1）孕前在进行口腔检查时，主要是检查牙齿是否洁净。孕前要确保牙齿的洁净，否则怀孕后可能会因牙斑菌、牙结石过多而导致牙齿健康问题。

（2）孕前口腔检查后，最好能洗一次牙，清除口腔中的细菌，清洁牙齿，祛除牙结石、牙菌斑及色素等有害物质，保护牙龈。对有病变的牙齿，及时进行补牙、拔牙等治疗。

（3）孕前检查如果有牙龈炎、牙周病等，应及时诊治。因为在孕期，雌激素会迅速增加，免疫力低下，牙龈中的血管增生且通透性增强，牙周组织变得更加敏感。原本不太严重的牙龈炎、牙周病等，会更加严重，导致牙齿松动、牙周肿胀等，且易引发早产或导致新生儿低体重，所以，应在孕前就处理这些潜在的隐患。

孕期口腔疾病的危害

3. 孕期口腔疾病会带来哪些不良后果？（视频：孕期口腔疾病的危害）

孕期口腔疾病可引起流产、早产、新生儿低出生体重、新生儿先天性疾病等不良后果。

（1）流产。有牙周病的孕妇，切勿以为牙周病只侵害牙齿的健康，而忽略了其他的后果。口腔内的细菌可随血液循环通过胎盘，对胎儿的健康造成不良影响。已有研究发现，罹患牙周病的孕妇，在羊水中可培养出牙周病的致病菌。

（2）早产。早产是牙周病对妊娠妇女最主要的危害。

（3）新生儿低出生体重。孕妇早产会造成新生儿体重过轻，新生儿体重<2 500克即成为低出生体重新生儿。重度牙周病的孕妇，早产和生出低体重儿的危险率是牙周正常孕妇的7.5倍，大于吸烟、饮酒对低出生体重儿的影响。

（4）新生儿先天性疾病。相关研究表明，母亲牙龈疾病感染胎儿，会使婴儿罹患先天性心脏病，还可影响婴儿大脑发育。甚至造成新生儿死亡以及婴儿神经系统发育受阻等。

4. 孕期如何保持口腔卫生？

孕期要从以下几个方面保持口腔卫生。

（1）保持口腔清洁，防止口腔疾病。孕妇要养成早晚刷牙、饭后漱口的良好口腔卫生习惯，每次进餐或吃水果后漱口，可及时清除口腔内的食物残渣，防止细菌在口腔内繁殖。也可适当使用一些含氟牙膏。

（2）合理饮食，均衡营养。孕妇除高蛋白饮食外，还要注意多吃新鲜蔬菜、水果，以保证妊娠期各种维生素的足量摄入。因为妊娠期间，不仅雌激素的水平升高可使牙龈出血，母体缺乏维生素，也易导致牙龈质地松软、出血，使牙周状况恶化，且孕期母体钙、磷和维生素 A、维生素 D、维生素 C 失调可造成胎儿乳牙釉质发育不全。

（3）防止感染，慎用药物。妊娠期间，孕妇应预防牙周致病菌以及风疹、梅毒等感染，并慎用四环素类药物。

（4）定期口腔检查。每隔 1~2 个月，到医院进行一次口腔检查，做到早发现、早治疗。孕期治疗口腔疾病的最佳时机是孕中期（怀孕 4~6 个月）。孕早期及孕晚期治疗口腔疾病，容易诱发流产和早产。

（王云霞　田莉萍　马　莹）

三、口腔外科疾病护理

(一)关爱唇腭裂宝宝

有些新生儿,一生下来上嘴唇就是裂开的,一侧或两侧部分或完全裂开,使上唇成为二瓣或三瓣,这就是俗称的"兔唇"。腭裂不仅有软组织畸形,大部分腭裂患者,还可伴有不同程度的骨组织缺损和畸形,在吮吸、进食以及语言等生理功能障碍方面远比唇裂严重。唇腭裂是口腔颌面部常见的先天性畸形,可单独发生也可同时伴发,主要是在怀孕第4~10周,由于某些致病因素,导致胎儿面部发育障碍所致。近年来,随着孕期检查的普及和超声影像技术的提高,唇裂患儿有所减少。但在孕期,腭裂患儿目前还难以明确诊断,故在临床较多见。

宝宝先天
性唇腭裂
的原因

1. 宝宝为什么会发生唇腭裂? (视频:宝宝先天性唇腭裂的原因)

宝宝发生唇腭裂主要与遗传、营养、感染、损伤、内分泌以及药物、物理、不良生活习惯等因素的影响有关。

(1)遗传:有些唇裂和腭裂的患儿,在其直系或旁系亲属中,可发现类似的畸形,因此认为唇腭裂与遗传有一定的关系。

(2)营养:各种原因造成妇女怀孕期间维生素 A、B 族维生素缺乏,也与唇腭裂的发生有关。

(3)感染和损伤:如人工流产或不科学的药物堕胎,均可影响胚胎发育而导致唇腭裂。怀孕初期(12 周以前)孕妇患感染性疾病,如梅毒、风疹、病毒性感冒等,也可影响胚胎发育,导致唇腭裂。

(4)内分泌因素:孕妇因生理性、精神性和损伤性等原因,导致肾上腺皮质激素分泌增加,从而诱发先天唇腭裂。

（5）药物：化疗、解热镇痛类药物等，均可导致胎儿唇腭裂。

（6）物理：孕妇频繁接触放射线或微波等辐射源，有可能影响胎儿的生长发育，导致唇腭裂的发生。

（7）不良生活习惯：妊娠早期有大量吸烟、酗酒、熬夜等不良生活习惯以及使用伪劣化妆品者，胎儿唇腭裂发生率较高。

2.唇腭裂宝宝有哪些表现？

（1）唇裂　①单侧唇裂：Ⅰ度、Ⅱ度、Ⅲ度。②双侧唇裂：双侧Ⅱ度、Ⅲ度，左侧Ⅲ度、右侧Ⅱ度、混合唇裂。

（2）腭裂　Ⅰ度腭裂、Ⅱ度腭裂、Ⅲ度腭裂。

唇裂

腭裂

3.唇腭裂宝宝的生活现状如何？

（1）唇裂造成的唇部外形缺陷和吮吸、咀嚼、语言、表情等功能障碍，可通过手术修补恢复或接近正常的外形和功能。先天性唇裂患儿，如未在婴儿期进行整复术，常会有自卑心理、性格孤僻，不愿参与人际交往。同时，孩子面容缺损，影响美观，经常会受到同龄儿童的歧视，更加重了患儿的自卑心理。

（2）腭裂患儿的吸吮、饮食、语言等生理功能障碍及面容影响比唇裂更为严重，特别是语言功能障碍以及牙颌错乱程度尤为显著，对患儿的日常生活、学习均带来不利影响，也容易造成患儿的心理障碍。

（3）腭裂患儿的临床症状。①吮吸功能障碍：由于患儿腭部裂开，使口、鼻腔相通，口腔内不能或难以产生负压，因此患儿无力吮吸母乳或乳汁从鼻孔溢出。②腭裂语音：腭裂语音的特点是发出的元音很不响亮且带有浓重的鼻音（过度鼻音）；发出的辅音很不清晰且软弱（鼻漏气）。年龄较大的患儿，因共鸣腔的异常，而难以进行正常的发声和说话，反而形成各种异常的发声习惯来代替正常发声，造成更难听懂的腭裂语音。③口鼻腔自洁环境的改变：由于腭裂使口、鼻腔直接相通，进食时，食物和鼻腔分泌物很容易流入口腔，造成或加重口腔卫生不良。同时，易引起局部感染。④听力下降：腭裂造成的肌性损害，使咽鼓管开放能力较差，影响中耳气流平衡，易患分泌性中耳炎。同时,由于不能有效地形成腭咽闭合,进食吞咽时常有食物反流,易引起咽鼓管和中耳的感染。因此,腭裂患者中耳炎的发生率较高,部分患者有不同程度的听力损害。⑤颌骨发育畸形:有相当数量的腭裂患儿常有上颌骨发育不足,随着年龄的增长越来越明显,导致牙颌面畸形及面中1/3塌陷,呈蝶形脸,影响面部美观。

4.怎样进行唇腭裂宝宝的日常护理?

(1)选择合适的喂养工具。宝妈可以使用吸奶器先将奶吸出,并使用"唇腭裂专用奶嘴及奶瓶"或其他适合的喂养工具来喂养。但汤勺喂养或自行开大的吸奶孔,奶液流量不好控制,有增加孩子发生误吸和吸入性肺炎的风险。

(2)在喂养中间需多次暂停,帮助宝宝拍背打嗝,以排出吸入的空气。

(3)保持口腔清洁,喂奶完毕再喂温开水,还可用湿纱布擦拭宝宝的牙床及口唇,以避免因奶垢堆积,造成口腔感染。

(4)喂奶后勿让宝宝平卧,可让宝宝俯卧或右侧卧,防止误吸。

5.唇腭裂宝宝的手术治疗时机是什么?(视频:唇腭裂宝宝的 手术时机)

唇腭裂宝宝
的手术时机

唇腭裂的序列治疗包括外科治疗、矫形与正畸治疗、语音治疗、中耳疾病治疗、牙周病治疗、牙体病治疗及心理治疗。唇腭裂的外科治疗应尽早手术,早期手术的原因是母体携带的免疫能力高、手术瘢痕小、小儿神经系统发育不完善、全麻用量药物少、小儿愈合修复功能强等。

(1)唇裂的手术时机。单侧唇裂的最佳修复时间:婴儿3~6个月,体重5~6千克;双侧唇裂的最佳修复时间:婴儿6~12个月,体重6~7千克。早期进行唇裂修复,可尽早恢复上唇功能及形态、增强吮吸能力,可使牙槽嵴裂合拢、牙颌畸形减轻以及淡化手术瘢痕等。

(2)鼻唇畸形的手术时机。唇裂术后继发鼻唇畸形的二期整复,可安排在初次手术半年后的任何时间完成,对伴有鼻畸形的唇裂继发畸形的二期整复,最好与鼻畸形整复同步完成。

（3）腭裂整复术的最佳手术时机。幼儿9~18个月进行腭裂整复术,可关闭裂隙,恢复说话必要的腭部解剖结构。腭裂整复术,是综合序列治疗中的关键部分,其主要目的是恢复腭部的解剖形态、改善腭部的生理功能、重建良好的腭咽闭合功能,为患儿正常吸吮、吞咽、语音、听力等生理功能的恢复创造必要条件。早期进行腭裂整复手术,可以避免发育期形成的不良语音习惯,恢复理想的语音功能。但是,术后还需及时到医院进行正规语音训练。

（4）咽成形术。适用于5岁以上儿童。因腭裂术后的患儿有5%~40%存在腭咽闭合不全,需对腭咽闭合不全者进行咽成形手术治疗。

6. 唇腭裂宝宝术后如何护理?（视频:唇腭裂宝宝的术后护理）

唇腭裂宝宝
的术后护理

（1）卧位护理。麻醉未清醒前,应使患儿去枕平卧,头偏向一侧,以免误吸。麻醉清醒后,取半卧位,减轻咽喉部肿胀。

（2）保持呼吸道通畅。密切观察患儿呼吸,术后持续吸氧24小时,监测血氧饱和度。及时清除口鼻腔分泌物,有利于呼吸和改善患儿舒适度。如有异常,立即向医师汇报。必要时备气管切开包。

（3）切口护理。密切观察切口及鼻腔有无出血、渗血及喉头水肿、两侧松弛切口内填塞的碘仿油纱条有无松脱以及腭垫是否固定良好。观察患儿有无明显吞咽动作(若患儿频繁吞咽,可能是口内切口有出血)。用吸痰管及时吸出口、鼻腔血性渗出物和呕吐物,保持切口清洁。吸引时勿触及切口,以免引起切口出血。

（4）医嘱。给予抗生素应用,注意观察用药效果及反应。

（5）口腔护理。每日清洁口腔,患儿餐后漱口或少量饮水,以清洁口腔,保持口腔卫生及切口清洁。

（6）预防切口裂开。①避免患儿大声哭闹,可给予音乐疗法、拥抱、抚慰等避免患儿哭闹。②勿将硬物放入患儿口内,如患儿手指、玩具等,防止其损伤切口,影响切口愈合。③患儿术后应进温凉流质饮食,不可进食过热、带渣或较硬的食物。

（7）饮食护理。麻醉清醒后4~6小时,如患儿无恶心、呕吐等可先饮少量温开水,无呛咳等不适,再进食母乳、牛奶等流质饮食。进食过早,易引起呕吐,严重者可导致窒息。进食过晚,患儿哭闹严重。较大患儿术后1~2周进食流质饮食,以后逐渐改为半流质饮食,术后4周可进普食,避免进食过热、过硬食物。注意患儿饮食种类的选择,增加营养。

（8）心理护理。对于较大患儿,应向患儿及家属介绍腭裂的预后情况,积极鼓励患儿参与正常人际交往,以缓解患儿及其家属的焦虑情绪,消除其自卑感和心理创伤。向患儿及其家属介绍语音训练相关知识,介绍唇腭裂序列治疗相关内容,增加患儿及其家属对疾病的认知,有助于患儿家属指导患儿及时完成后续治疗,避免延误治疗,影响预后。

7. 唇腭裂宝宝术后为什么哭闹?

唇腭裂宝宝术后哭闹,主要是因为术后切口疼痛、饥饿、腹部胀痛不适、恐惧等。

（1）切口疼痛:遵医嘱给予镇定药物(小儿氨酚黄那敏),以缓解疼痛。

（2）饥饿:全麻手术前后长时间的禁饮、禁食,加之小儿代谢旺盛,容易饥饿。判断患儿饥饿的方法:家长可用手指轻触患儿口部,患儿会随手指方向做吮吸动作。术后应用专用奶瓶或术前1个月改变喂养方式,如用小勺喂,也可用滴管,少量多次,流食内可加入多种维生素。

（3）腹部不适:小儿胃肠道发育不完善,术后易发生腹胀、腹痛。患儿脐周胀满,轻按哭闹加重。可给予腹部按摩,也可使用开塞露,帮助其排气排便,以缓解腹部胀痛。

（4）恐惧:手术、切口疼痛、打针输液、环境改变等均可造成患儿恐惧,可将患儿包裹怀中,特别是要将其手裹入其中,使其小耳朵贴近母亲胸前,患儿会有最初在母体子宫的感觉。为患儿营造安全舒适的环境,母亲的怀抱比任何安慰都能让宝宝安心和满足。

8. 唇腭裂宝宝术后有哪些注意事项?

（1）唇裂宝宝术后注意事项:唇裂患儿术后唇部和面部可能会出现红肿现象,属正常情况。注意保持唇部清洁干燥即可。如果患儿唇部有血痂,无须碰触直至自然脱落,必要时遵医嘱涂抹药膏,每日 2~3 次。患儿术后 1~3 天以流质为主,如牛奶、鱼汤等,须营养丰富,少量多餐。并注意喂养方法,可用小勺、滴管或唇腭裂专用奶瓶,避免引起呛咳。较大患儿可逐渐改为半流质或普食,并保证有足够的能量以及维生素,注意避免食物过热、过冷。唇部缝合线不会自行吸收,须拆线。部分患儿会在鼻子部位有块小纱布,一般可在术后 4~5 天拆除。

(2)腭裂宝宝术后注意事项:唇腭裂患儿术后,舌部会有手术缝合线,线头贴于脸颊部。腭裂术后患儿会出现发热现象,体温不超过 38.5 摄氏度时,可给予温水擦拭降温,如果体温超过 38.5 摄氏度,可遵医嘱给予药物降温。常用的口服降温药物有美林、泰诺林、感冒清热颗粒、小儿柴胡口服液、小儿柴桂口服液等,术后发热患儿注意饮水。患儿术后流质饮食持续 2 周,并选择适当的喂养工具。请勿用任何硬的物品触碰患儿口内,患儿手指、勺子、玩具等硬物,均不可放入患儿口内。

9. 腭裂宝宝术后如何进行语音治疗?

许多家长有一种错误的认识,他们认为只要做了腭裂修补手术,孩子的腭部恢复完整,就可以正常发音了。事实上,尽管有一部分术后患儿能自己恢复正常发音,但仍有不少患儿术后的发音状况与正常孩子有较大差距。这是为什么呢?

这是因为手术仅仅能够恢复患儿的腭部解剖结构,并不能保证软腭在发音过程中具有正常的功能。打个比方,每个人都有两只手和两条腿,但不是每个人都会游泳,必须通过反复的学习和练习才能掌握。同样,手术治疗可以恢复患儿腭部的解剖结构,使他们获得正常发音的基础,但并不一定能使孩子具备正常发音的功能。腭裂患儿在修补腭裂前,是不具有软腭上抬功能的,术后必须通过反复的学习和训练,才能获得进食、吞咽、发音时软腭上抬的功能。另外,患儿术前由于腭裂不能正常发出一些音,他们就会改变发音的位置,来尽量靠近想发的音。比如:通常我们听腭裂患儿说话,会觉得他们发音位置特别靠后。这种习惯往往会保持到术后,称为代偿性构音错误。这些问题都需要进一步的语音治疗来解决。

（1）腭裂宝宝术后语音治疗的时机。腭裂术后 1 个月是进入语音训练的适宜时间,开始语音训练前 2 个月,先进行腭功能方面的训练。进行腭功能训练的目的主要是练习软腭及咽部肌肉活动,使其有效地完成"腭咽闭合"动作。具体训练方法如下:术后 1 个月开始进行鼓气—含漱—吞咽,这一循环动作的训练加强软腭活动;同时伸颈做发"啊"声的口型,但不发出声,作恶心、干呕状,让软腭尽量抬高,上述两组动作,每次重复 16 次,每天练习 3 次。3 个月后,再到专业的语音训练中心进行语音训练。

（2）家长指导患儿进行语音训练的方法。①指导患儿发"啊"音,此法可以抬高软腭,使腭垂(即悬雍垂)与咽后壁接触。②增强口腔内气压训练:可指导患儿深吸气紧闭口唇,将空气慢慢吸入口腔内,使口腔内充满空气,气压增至最大时,再开口用力将气流喷出。③增强节制呼气功能训练:指导患儿练习吹奏乐器,如口琴、笛子等。针对年龄小的患儿,可以训练用吸管吹肥皂泡、吹气球等。④练习发音:需要在腭咽闭合功能基本恢复基础上,再进行训练。练习发音的顺序是辅音—音节—词组—短句,原则是由易到难,逐步进行。对于学龄前患儿,可让其反复练习儿歌、讲短小故事等,家长可及时纠正其错误的发音。训练发音以慢而准确为主,循序渐进,逐渐至正常语速。

语音的形成是一个条件反射过程,而时间则是形成条件不可缺少的因素,语音训练过程,实际上是一个改正异常发音习惯、建立正确发音模式的过程。语音训练一旦开始就要坚持下去,每天 1~2 次,每次 0.5~1 小时,训练半年以上。时间漫长的语音训练,需要家长有足够的耐心和爱心陪伴,家长和宝宝还要有决心、有毅力,坚持训练,才能获得良好的训练效果,使患儿能够正常与他人交流,正常生活与学习。

10. 怎样降低宝宝唇腭裂的风险?

禁止近亲结婚,提倡优生优育,防止先天性唇腭裂发生。孕妇定期进行产检,以便早期发现,早期干预。孕期应注意饮食营养成分的合理搭配,补充维生素。避免过度劳累和情绪激动,保持愉快心情。宝爸也要多关注宝妈的情绪变化,尽量定期陪宝妈一起做产检! 宝妈还要注意避免频繁接触射线和微波,禁烟酒,包括二手烟。防止感染病毒性疾病,如梅毒、风疹、流感等,患病后应禁止使用可能导致胎儿畸形的药物。

最后,我们希望每个孩子都有天使般的笑容!

（顾　月　王烨华　李慧川）

(二)舌系带与发音不清的关系(视频:发音不清与舌系带的关系)

舌系带过短是一种常见的先天性口腔畸形,舌系带过短或附着过前时,常造成吸吮、咀嚼和语言障碍,舌的形状、长短,系带的长短都会影响发音。

发音不清与舌系带的关系

1. 什么是舌系带?

舌系带是张开口翘起舌头时,在舌和口底之间的一根薄条状组织。前面与下颌中切牙间的舌侧牙龈相连,后面与舌腹相连。正常舌系带可以使舌头活动自如,舌尖能自然地伸出口外或向上舔到上齿龈。

2. 舌系带过短有哪些表现?

舌系带过短患者的表现是舌头不能正常自由地前伸,舌尖呈"M"形,张口状态下,舌尖不能舔到上腭。新生儿时期,可能会造成哺乳时婴儿呛咳以及母亲乳头疼痛。孩子发音不清,尤其对卷舌音影响较大。当舌系带过短严重时,可影响颌骨发育。

3. 舌系带过短怎样治疗?

舌系带过短的治疗方法如下。①手术治疗:舌系带剪断术、舌系带矫正术等。手术时机是4.5～5岁,因为宝宝在这个年龄时的舌系带较薄,术中及术后的出血较少,切口也易于愈合且不易留有瘢痕;同时,宝宝能够配合医生手术,可以减少孩子本身的痛苦,而且对孩子以后的发音、识字都不会造成影响。②保守治疗:可进行专业的语音康复训练。

4. 舌系带术后如何护理?

(1)密切观察患儿生命体征,术后 6 小时平卧位休息,同时将患儿的头偏向一侧,并予以低流量持续吸氧,严密监测患儿的口唇、面色等情况,并将患儿呼吸道的内分泌物及时清除,保持呼吸道通畅。

(2)患儿清醒后注意适当限制患儿的肢体活动,避免患儿哭闹导致静脉留置针脱出。

(3)术后 6 小时,可先给予患儿饮用温开水,如无恶心、呕吐,可给予温凉流质饮食。

5. 舌系带术后如何进行语音训练?

舌系带术后进行语音训练和翘舌抵腭部运动。

(1)舌灵活度的训练,有计划地进行伸缩舌、顶舌和弹舌练习,以增加舌尖的灵活度和舌尖肌肉强度。训练频率为每天 3 次,每次 0.5～1 小时,并可根据患者的特点,进行单独练习。

(2)发音训练可于术后 1 周在专门的语音训练机构进行,这里简单讲一下训练方法。①舌尖音的练习:舌尖前音 z、c、s,舌尖中音 d、t,尖后音 zh、ch、sh、r,舌面音 q、x 的训练。②字和词组的练习:上述练习能正确完成后,再采用有上述音节的字和词组的练习,如 ze-ze-ze,de-de-de,或 su du(速度),zhejiang(浙江)等词组的练习。每天接受 1 次训练,每次练习 30 分钟。每次训练后,可根据当次情况辅以相应语音训练材料,家长需陪同孩子进行巩固训练。

(顾　月　王云霞　李慧川)

(三)颌面部骨折的护理

口腔颌面部骨折是头面部外伤常见病、多发病,多因交通事故、工伤事故、跌打损伤及运动损伤所致。其中交通事故引起的骨折比例逐年增高,或为颌面部骨折的主要原因。而该部位受伤骨折手术后的恢复效果将直接影响患者的面部外形、咬合关系、吞咽、开口度及视力等。因此,颌面部骨折如何正确及时地治疗和护理,显得尤为重要。

1. 颌面部骨折后有哪些表现?

颌面部骨折及影像

颌面部骨折主要表现为面部畸形、局部疼痛、张口受限。根据骨折部位的不同还可表现为:颌骨骨折出现咬合关系错乱;损伤下牙槽神经和颏神经,出现下唇麻木;上颌骨骨折或眼眶骨折时表现为眼球运动障碍、眶周瘀血肿胀、眶下区麻木、眼睑及球结膜下出血,复视等;下颌骨骨折时常伴发颅脑损伤或颅底骨折,出现脑脊液鼻漏。颌面部骨折往往会造成颜面部不同程度的损害,大多数患者对容貌和功能的恢复存在焦虑和担忧心理。

2. 颌面部骨折的治疗方法有哪些?

颌面部骨折的治疗方法主要是清创缝合和手术复位。

(1)清创缝合术。颌面部骨折病情平稳者,应及早进行清创缝合术。受伤后 6 ~ 8 小时内进行彻底清创后,给予初期缝合。如受伤超过 12 ~ 24 小时且伤口清洁者,早期应用抗生素,进行清创彻底后也可进行初期缝合;但如果伤口范围较大、组织破坏较多、污染严重者,即使早期进行彻底清创,也不应进行初期缝合。

(2)手术复位。最常用的方法是切开复位内固定术,目的是恢复正常的咬合关系和面部外形,促进骨折愈合,辅以颌间牵引和颌间固定。

3. 颌面部骨折后嘴巴为什么会张不开?

颌面部骨折包括下颌骨骨折、颧骨颧弓骨折、上颌骨骨折、鼻眶筛骨骨折、眶骨骨折等,但一般引起张口受限的骨折大多数是前两种。张口受限即嘴巴张不开。张口受限常因咀嚼肌群或颞下颌关节受累,也可因骨折移位阻挡或瘢痕挛缩等所致。下颌骨骨折和颧骨颧弓骨折引起张口受限的原因是不同的。

(1)下颌骨骨折造成张口受限的原因。下颌骨骨折引起肌肉痉挛、骨折片移位,影响下颌骨的活动。

（2）颧骨颧弓骨折造成张口受限的原因。让我们先了解一下下颌骨在张口时是如何运动的。下颌的后缘有两个解剖结构与张口运动密切相关，它们分别是"髁突"（将手指放于耳前，张口时感觉在旋转的部位即是髁突）和"喙突"（在髁突的前方，位置靠内侧，在体表很难触及）。在张口运动时髁突是下颌骨的转动中心，而喙突由颧弓内侧向下方运动。当发生颧骨颧弓骨折时，骨折片可能向颧弓内侧移位，限制了喙突的运动。此时患者会表现出张口受限的症状。如果颧骨颧弓骨折不及时复位，可能发生骨折错位愈合或喙突与周围组织瘢痕性粘连，导致难以纠正的张口受限。

所以，在此要特别提醒患者，不要认为骨折后面型改变可以"忍一忍算了"，或者认为"丑一点无所谓"。如果骨折不及时治疗，可能会出现严重的张口受限，治疗难度也将随之增加。

颌面部骨折
的护理要点

4.颌面部骨折患者如何护理？（视频：颌面部骨折的护理要点）

根据病情需要使用镇痛剂，注意观察用药后反应及效果；提供干净整洁、舒适安全的休息环境，并帮助患者学习放松疗法，分散病痛的注意力；保持患区敷料的清洁干燥；加强护患沟通，向患者讲解颌面部骨折的治疗、护理及预后的相关知识，帮助其正确认识疾病，鼓励其积极配合治疗和护理，缓解其因对疾病知识缺乏了解导致的紧张情绪。

（1）卧位护理。头偏向健侧，以免骨折处受压。脑震荡患者绝对卧床，鼻眶筛骨折伴有脑脊液鼻漏患者取半卧位。颅脑损伤者防止活动引起颅内压改变。

（2）保持患者呼吸道通畅。床旁备负压吸引装置，及时吸出患者口、鼻腔分泌物，避免呕吐物误吸，保持呼吸道通畅，防止窒息发生。注意颌间结扎和牵引患者的呼吸，特别是术后3～5天伤口肿胀明显者，备钢丝剪，必要时剪断结扎丝或牵引皮筋。

（3）病情观察。注意观察患者生命体征、神志、瞳孔的变化，及时发现病情变化；保持伤口清洁干燥，观察局部伤口肿胀、渗出情况。

（4）疼痛护理。遵医嘱应用镇痛剂，给予抗生素治疗原发病灶，并注意观察用药后反应及效果。

（5）口腔护理。颌面骨折常并发牙外伤和软组织损伤，创口与口腔相通，而口腔内滋生着大量病原微生物。由于骨折后患者的张口活动受限、口腔自洁作用差，加之吞咽困难，口腔分泌物不能及时清除，口腔内创口很容易感染。因此做好口腔护理对预防感染，促进骨折愈合相当重要。可用注射器进行口腔冲洗，每日2次，冲洗3~5天，经磨牙后区反复冲洗，对于不配合口腔冲洗的患者，采用擦拭法，每日2次，擦拭3~5天，操作时动作应轻柔，以免创口裂开。以后每次餐后应用漱口液漱口。

（6）发热护理。术后3天内患者的体温稍高或伤口轻度肿胀属正常现象。如果体温超过38.5摄氏度，可遵医嘱应用退热药物，并注意观察体温变化。

（7）眼部护理。有眼眶植入物及结膜炎的患者，遵医嘱进行结膜囊冲洗以及滴眼液滴眼，避免感染。

（8）饮食护理。根据患者损伤的部位和伤情不同，采用不同的进食方法。给予高热量、高维生素和营养丰富的流质饮食或半流质饮食，每日进餐4~6次，以维持机体需要，促进伤口愈合。不能张口或有颌间牵引的患者，为了方便患者进食，减少咀嚼，可将吸管置于患者磨牙后区，经口给予流质饮食，如牛奶、豆浆、鱼汤、肉汤、蔬菜汤、匀浆、混合奶、果汁等。颌间牵引拆除后，可进半流质饮食，半年内禁咬硬物；无颌骨骨折和口内无伤口的患者，手术当天可进流质饮食，术后第1天起进半流质饮食，第4天后改为普食。伤情较重、不能经口进食的患者，需由鼻胃管给予肠内营养。食物应能提供足够的热量，含有丰富蛋白质及维生素，且易消化，饮食种类应多样化，以保证营养均衡和全面。

（9）张口功能训练。颌面部骨折手术后有张口受限者，手术7~10天后要进行张口训练，患者可选用开口器等进行训练。首次训练可在医护人员指导下进行，练习方法：将开口器放置于患侧后磨牙，刚开始时可根据张口受限程度调试开口器张开角度，程度不宜过重，以防伤口裂开或出血，以后逐渐加大开口器张开角度，使开口逐渐增大。每次开口角度以被动开口至有疼痛感为宜。每天5次以上，每次保持5~10分钟，左右交替训练，每次训练15~20分钟。张口训练应循序渐进，开口度每周应至少增大1~2毫米，开口度是指上下中切牙牙切缘间距离。成人开口度应练习至35毫米以上，儿童视年龄一般应练习至30毫米以上。开口训练至少需进行6个月，一般进行6~12个月，在不用开口器被动开口情况下，张口可达到35毫米以上，即为训练成功。

（10）出院指导。患者术后7~10天拆线，出院后1个月复查，如发现结扎丝线脱落、松解、断裂，咀嚼时颌骨、牙齿疼痛等，应及时到医院复诊。在颌骨骨折固定期（术后2~4周），骨折部位制动，禁忌用力咀嚼，出院后复诊时调整牵引及固定。在此期间不能吃坚硬食物，以免复折。3个月内避免剧烈活动，防止挤压、碰撞患处。拆除固定装置后，按照循序渐进的原则，指导患者进行张口训练。根据病情，如需要拆除术中固定用钛板，一般于术后半年进行手术拆除。

5. 颌面部骨折术后面部一定会留疤吗?

颌面部的手术，那不是要在脸上留下切口？很多颌面部外伤骨折的患者，担心骨折开放复位手术会"破相"，对手术治疗犹豫不决，错过了最佳治疗时机。下面为大家简单介绍一下颌面部骨折的手术问题。

颌面部骨折手术经过几代医疗工作者的不断改进，目前该类手术基本不会出现"破相"的问题。因为颌面部骨折的手术切口设计经过不断改良，已经基本达到美观的要求，无数治愈的患者都保持了较好的容貌。

常用的颌面部骨折手术切口包括口腔前庭沟切口、颌下切口、耳屏前切口、冠状切口等。

（1）口腔前庭沟切口：顾名思义是在口腔黏膜设计切口。所以，不会在面部皮肤上留下瘢痕。

（2）颌下切口：是沿着距离下颌骨下缘1.5厘米设计的切口，一般用于下颌角、下颌升支和髁突基底部骨折。该切口隐藏在颌骨与颈部过渡的区域，从患者正面观，是看不到切口的。所以，也不会"破相"。

（3）耳屏前切口：是沿着耳屏前褶皱设计的针对髁突骨折的手术切口。该类切口的瘢痕沿着耳前褶皱分布，从患者正面观，是看不到明显瘢痕的。

（4）冠状切口：是在发迹线内的手术切口（切口在头发分布区域），术后头皮瘢痕被头发遮住,不会"破相"。除了合理的切口设计能减少术后对容貌的影响,还能通过一整套瘢痕控制技术,来减少术后瘢痕,达到不影响容貌的效果。对于外伤直接导致的颜面部皮肤撕裂,可以通过美容缝合、创面护理、瘢痕抑制药物等手段,最大限度地减少瘢痕形成。在此特别提醒:颌面部骨折后越早进行专业化治疗,其治疗、恢复效果越好。

6.颌面部骨折导致牙齿缺失怎么办?

颌面部骨折导致牙齿缺失,需进行牙齿修复,可以选择种植牙、固定义齿、活动义齿。

(1)种植牙。种植牙指的是一种缺牙修复方式,以植入骨组织内的下部结构为基础来支持、固位上部牙修复体。它包括下部的支持种植体和上部的牙修复体两部分。它采用人工材料(如金属、陶瓷等)制成种植体(一般类似牙根形态),经手术方法植入组织内(通常是上下颌)并获得骨组织牢固的固位支持,通过特殊的装置和方式连接支持上部的牙修复体。种植牙可以获得与天然牙功能、结构以及美观效果十分相似的修复效果,是目前牙齿缺失患者的首选修复方式。

(2)固定义齿。一般牙科医生称之为"固定桥",俗称"烤瓷牙"。具体做法是把缺失牙两边的健康牙磨小,变成"桥墩",然后做牙套套住两边磨小的牙齿,来架住缺失的牙齿(又称桥体),固定义齿无须每天取下来清洁,咀嚼功能较强。

(3)活动义齿。它由卡环(俗称"钢丝钩")、基托、人工牙、支托组成,其原理是:通过卡环"钩住"剩余牙齿来稳定假牙,基托连接人工牙来修复缺失牙。

(李慧川 王云霞 顾 月)

（四）口腔颌面部外伤的处理

1. 口腔颌面部外伤后哪些情况需紧急处理？（视频：颌面部外伤的紧急处理）

颌面部外伤的紧急处理

口腔颌面部外伤是最常见的头面部损伤，是指面部、口腔以及颌骨位置出现的损伤，在全身创伤中占34%。近年来，交通事故频发，口腔颌面部外伤群体也在随之扩大。口腔颌面部外伤不仅会限制患者张口能力、损害容貌美观、增加焦虑抑郁情绪、影响患者生活质量，还可引发呼吸不畅，伴颅底损伤或出血过多者并发患侧口角歪斜、闭眼不能、鼻唇沟变浅等，出现血压下降、昏迷、恶心呕吐、瞳孔散大等，甚至危及患者生命。所以，颌面部外伤后的紧急处理主要是防止窒息、及时止血、处理重要脏器合并损伤、防止感染、进行伤口包扎、伤员运送等。

颌面部外伤后的系列治疗

2. 口腔颌面外伤后怎样防止窒息？

口腔颌面部外伤后，防止窒息的关键在于针对发生窒息的原因早期发现和及时处理或抢救。口腔颌面部外伤发生窒息的原因可分为阻塞性和吸入性两种。阻塞性窒息是指由异物（血凝块和碎骨片等）、舌后坠、口底组织水肿或血肿、受伤的黏膜盖住了咽门等，堵塞呼吸道所引起；吸入性窒息是指由于将血液、分泌物、异物及呕吐物等，吸入气管或支气管引起的窒息。其主要临床表现有：初期患者烦躁不安、出汗、鼻翼扇动、吸气长于呼气或喉鸣音，严重时出现发绀、吸气时出现三凹征（即锁骨上窝、剑突下及上腹部内陷）、呼气浅而速，继而出现脉速、脉弱、血压下降、瞳孔散大甚至死亡。

（1）阻塞性窒息的急救。迅速用手指或吸引器清除堵塞呼吸道的异物、血凝块或分泌物，同时改变患者的体位，采用头侧位或俯卧位，以解除窒息。对有舌后坠的患者，可用舌钳夹住舌体或用粗圆针粗线穿过舌中部将舌拉出口外，使呼吸道通畅。对咽部或口底肿胀引起呼吸道梗阻者，可经鼻孔放入鼻咽管以解除窒息，若仍不能解除，可用粗针头行环甲膜穿刺，同时行紧急气管切开术进行抢救。

（2）吸入性窒息的急救。应立即行气管切开术,迅速吸出气管或支气管内的异物或分泌物,以解除窒息。

3. 口腔颌面外伤后出血怎么办?

口腔颌面部外伤后出血,需及时有效进行止血。口腔颌面部血供丰富,损伤后一般出血较多,特别是大血管损伤常可危及患者生命。急救时要针对出血的原因、部位和性质采用相应的止血方法。

（1）压迫止血。压迫止血法包括指压法、包扎法、填塞法。①指压法:压迫止血,适用于知名动脉远心端的出血。如在耳轮脚前压迫颞浅动脉,嚼肌前缘下颌缘处压迫颌外动脉,胸锁乳突肌前缘第6颈椎水平压迫颈总动脉等。在指压法获得暂时的止血效果后,应迅速采用其他进一步的止血措施。②包扎法:适用于毛细血管、小静脉的渗血。先将软组织复位,在创面上覆盖纱布,用绷带加压包扎,注意不要影响呼吸道通畅。③填塞法:适用于开放性的洞穿性损伤出血和腔窦内出血。将纱布(最好用碘仿纱条)填塞到创口内和腔窦内,再用绷带加压包扎。颈部和口底的创伤填塞时,要注意保持呼吸道通畅,避免压迫气管引起窒息。

（2）结扎止血。用止血钳夹住血管断端进行结扎和缝扎。对深部某些不易找到血管断端的伤口,经各种方法处理均不能止血时,应考虑行同侧颈外动脉结扎,以达到控制出血的目的。

（3）药物止血。可使用全身和局部止血药物。局部止血剂应使药物与出血创面直接接触,用干纱布加压包扎。

4. 口腔颌面外伤后休克有哪些表现?

口腔颌面外伤所导致的休克主要是创伤性休克或失血性休克。其主要共同的临床表现有:血压下降、心率加快、脉搏细弱、全身无力、皮肤湿冷、面色苍白或发绀、静脉萎陷、尿量减少、烦躁不安、反应迟钝、神志模糊,昏迷甚至死亡。处理的原则:创伤性休克应安静、镇痛、止血和补液,以及应用升压药物恢复和维持血压;失血性休克一方面要迅速有效止血,另一方面应补充血容量以恢复血压并加以维持。

5. 口腔颌面外伤合并重要脏器损伤怎么办?

口腔颌面部外伤,常伴有危及生命的重要脏器的合并损伤,如颅脑损伤、肝脾破裂等,对可疑伴发以上重要脏器损伤的患者,应及时明确诊断。如已确诊伴有颅脑损伤和肝脾破裂等,颌面部损伤除给予局部止血、保持呼吸道通畅、建立静脉通路补液外,首先由神经外科、肝胆外科等相关科室进行处理,待病情稳定后再治疗颌面部损伤,以免危及患者生命。

6. 口腔颌面外伤后怎样防止感染?

口腔颌面部损伤的创面常被污染,甚至嵌入砂石、碎布等异物以及自身软硬组织碎片。感染对患者的危害有时比原发损伤更为严重。因此,及时而有效地防治感染至关重要。在有条件进行清创手术时,应尽早进行。在无清创条件时,应及时包扎伤口,以隔绝感染源。伤口应尽早使用抗生素防治感染,在使用抗生素的同时,对少数患者还可给予地塞米松,以防止局部过度肿胀。对有颅脑损伤的患者,特别是有脑脊液鼻漏时,可应用易透过血脑屏障、在脑组织中能达到有效浓度的药物,如磺胺嘧啶、大剂量青霉素等。还应及时注射破伤风抗毒素,防止感染破伤风。

7. 口腔颌面外伤后怎样包扎伤口?

包扎是口腔颌面部外伤急救过程中非常重要的一个步骤,包扎的作用有压迫止血、暂时性固定、保护创面、缩小创面、减少污染、减少唾液外流和止痛等。颌面部受伤后常用的包扎方法有三角巾风帽式包扎法、三角巾面具式包扎法、头颌绷带十字形包扎法等。如图3-1～图3-3。

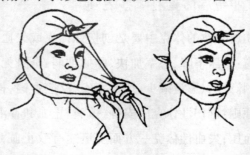

图3-1　三角巾风帽式包扎法

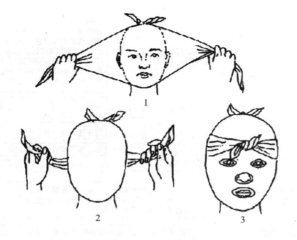

图3-2 三角巾面具式包扎法

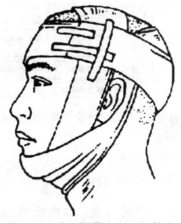

图3-3 头颌绷带十字形包扎法

8. 怎样运送口腔颌面外伤患者?

运送口腔颌面部外伤患者时,应注意保持其呼吸道通畅。对昏迷患者,应采用俯卧位,额部垫高,使口鼻悬空,以利于口鼻分泌物的引流和防止舌后坠。颌面外伤患者可采用侧卧位或头偏向一侧,避免血凝块及分泌物堆积在咽部,堵塞呼吸道,影响呼吸。运送途中,应严密观察全身和局部情况,防止发生窒息和休克等危急情况。如图3-4。

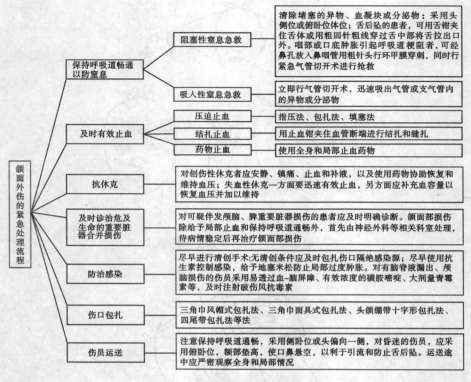

图 3-4 颌面部外伤紧急处理流程

9. 颌面外伤后瘢痕如何防治?

(1) 治疗过程中减轻瘢痕的形成。彻底清创,减少感染。提高缝合技巧,减轻瘢痕形成。对骨折部位进行复位。

(2) 瘢痕形成后的整形处理。一般来说,伤口拆线 1 周后,即可对瘢痕进行干预治疗,早期的干预治疗能改变瘢痕的病理过程,不容易发展为增生性瘢痕或留下明显的瘢痕印记。随着医学技术的发展,瘢痕的防治已经不是过去那种"需要伤后 3 ~ 6 个月,才能开始治疗"的老观点了。所以,伤后瘢痕应尽早干预和治疗,才能有效减轻。

(李慧川 王云霞 顾 月)

（五）不容忽视的颌面部间隙感染

颌面部上、下颌骨与周围的肌肉之间或肌肉与肌肉、肌肉与器官之间，存在着一些潜在间隙，正常情况下，这些间隙中填充着疏松结缔组织，有的间隙还有神经、血管穿行，从而使相邻的间隙彼此联通。颌面部间隙有咬肌间隙、翼颌间隙、颞下间隙、咽旁间隙、下颌下间隙。如图3-5。

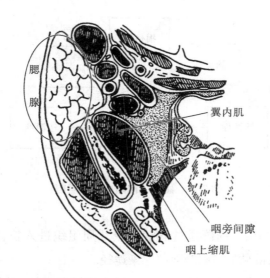

图3-5　咽旁间隙

颌面部间隙感染是口腔颌面部以及颈上部潜在性筋膜间隙中所发生的细菌性炎症的总称。口腔颌面部感染，也是最常见的口腔科急症。口腔颌面部有复杂的解剖特点，它有丰富的淋巴和血液循环，引流颌、面、颈等相应区域的淋巴液；它有复杂而互相联通的间隙，上达颅底，下至纵隔；因颌面的静脉缺少瓣膜，感染可与颅内海绵窦相通，引起颅内感染。

1. 颌面部间隙感染有哪些症状？

颌面部间隙感染化脓性炎症的急性期，局部表现为红、肿、热、痛和功能障碍、引流区淋巴结肿痛等典型症状。炎症累及咀嚼肌部位，导致不同程度的张口受限；病变位于口底、舌根、咽旁，可有进食、吞咽、言语甚至呼吸困

颌面部间隙
感染

难。全身症状包括畏寒、发热、头痛、全身不适、乏力、食欲减退、尿量减少、舌质红、苔黄及脉速。

2. 颌面部间隙感染有哪些原因？

颌面部间隙感染的原因有牙源性感染、腺源性感染、损伤性感染、血源性感染以及医源性感染。如图3-6。

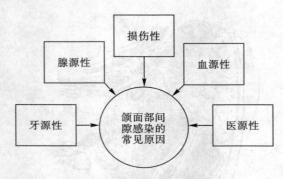

图3-6 颌面部间隙感染的原因

（1）牙源性感染。细菌通过病灶牙或牙周组织进入机体引起的感染。是目前临床上最常见的口腔颌面部感染途径。

（2）腺源性感染。细菌经过淋巴管侵犯区域淋巴结，引起淋巴结炎，继而穿破淋巴结包膜，扩散到周围间隙形成蜂窝织炎。多见于婴幼儿，常由上呼吸道感染引起。

（3）损伤性感染。由于外伤、黏膜破溃或拔牙创口，造成皮肤黏膜屏障的完整性破坏，细菌进入人体而引起感染。

（4）血源性感染。机体其他部位化脓性病灶的细菌栓子，通过血液循环播散到口腔颌面部，引起的化脓性感染。多继发于全身败血症或脓毒血症，病情常表现得比较严重。

（5）医源性感染。在进行口腔内局部麻醉、外科手术、局部穿刺等创伤性操作时，由于消毒不严格，将细菌带入机体内而引起的感染。

3. 颌面部间隙感染的病程有多长？

颌面部间隙感染的病程长短不一，颌面间隙感染的部位不同、患者年龄过小、免疫功能不健全、患有基础疾病如糖尿病、肾病晚期、重症肝炎或长期使用糖皮质激素等,都可因免疫系统功能降低,致使感染难以控制,从而引起严重并发症,导致病程迁延,病程7天至6个月不等。

4. 颌面部间隙感染会复发吗?

正常情况下,在颌面部各组织之间,各种潜在的间隙相邻且间隙之间相互联通。当感染侵入这些潜在间隙内,可引起疏松结缔组织溶解液化,炎性产物充满其中时出现明显间隙。因此,当再次出现牙源性感染、腺源性感染、面部疖痈、口腔溃疡和血源性感染等情况时,颌面部间隙感染就容易复发。所以,颌面部间隙感染,不容小觑!

5. 颌面部间隙感染有哪些危害?

(1)轻者无明显全身症状,重者寒战、高热、脱水、白细胞增高、食欲不振、周身不适。

(2)局部表现为发红、肿胀、皮温高、疼痛,涉及咀嚼肌的感染,有张口受限,位于舌、口底、咽旁则出现进食、吞咽或呼吸困难。

(3)局部区域淋巴结肿大、压痛。

(4)腐败坏死性感染者,全身中毒症状严重,出现败血症,局部为弥散性脓肿,皮肤紧张发亮,呈暗红色,有捻发音。

(5)严重者导致患者死亡,如图3-7。

6. 颌面部间隙感染需要手术治疗吗?

颌面部间隙感染的治疗需要从全身和局部两方面考虑。

(1)全身治疗。一般患者可口服抗生素。病情严重者需静脉应用抗生素。中药治疗,可应用清热解毒类制剂。

(2)局部治疗。炎症早期可外敷药物,有止痛、清热解毒的作用。常用外敷药敷于患处皮肤表面,促使炎症消散。对于轻度感染,一般局部治疗即能治愈。当形成脓肿时,应及时进行手术切开引流。

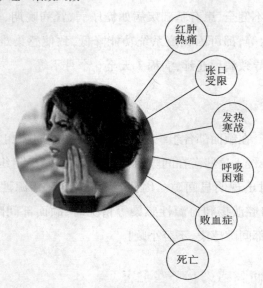

图 3-7 颌面部间隙感染的危害

7. 颌面间隙感染术后如何护理?

颌面间隙感染术后的护理要点:给予安静整洁的环境,保证患者充足的休息。保证术区管路的引流通畅,在活动时避免折叠、脱出。给予高热量、高蛋白、高维生素的饮食,严重张口困难者,可给予鼻饲饮食。合并糖尿病患者,严格定时、定量糖尿病饮食,控制血糖水平。对于病灶牙,在感染控制后,应给予拔除。

8. 如何早期发现和预防颌面部间隙感染?(视频:颌面部间隙感染的早期发现和预防)

颌面部间隙感染的早期发现和预防

颌面部间隙感染早期出现局部红、肿、热、痛,患处淋巴结肿痛时,应及时到正规医院检查治疗。

颌面部间隙感染的预防措施:平时做好口腔护理,保持口腔卫生,防止牙周炎、口腔溃疡等的发生。及时拔除阻生牙,发现龋齿及时治疗,消除病因,防止颌面部间隙感染的发生。

（王云霞 李慧川 顾 月）

（六）颌骨骨髓炎不容小觑

颌骨骨髓炎是因颌骨受细菌感染而引起的一种疾病，累及范围常包括骨膜、骨皮质及骨髓组织。

1. 颌骨骨髓炎的病因有哪些？

颌骨骨髓炎分为急性颌骨骨髓炎与慢性颌骨骨髓炎，其病因如下。

（1）急性颌骨骨髓炎：感染来源主要有 3 种途径，即牙源性、损伤性及血源性。血源性颌骨骨髓炎较少见，主要发生于小儿；损伤性颌骨骨髓炎是因为颌骨损伤而导致；牙源性颌骨骨髓炎多见，我国由于医疗条件的改善，牙源性颌骨骨髓炎发病率已大为下降。牙源性颌骨骨髓炎与下颌骨皮层骨骨质致密、周围有肥厚肌肉及致密筋膜附着、髓腔脓液积聚不易穿破引流等因素有关。

（2）慢性颌骨骨髓炎：急性颌骨骨髓炎如未能彻底治疗，单纯采用药物保守治疗、脓液自行穿破以及引流不畅可转为慢性。

2. 颌骨骨髓炎的临床表现有哪些？

急性颌骨骨髓炎与慢性颌骨骨髓炎的临床表现如下。

（1）急性颌骨骨髓炎的临床表现：发病急剧，全身症状明显。局部先感病源牙疼痛，迅速波及邻牙，导致整个患侧疼痛并放射至颞部。面部相应部位肿胀，牙龈及前庭沟红肿，患区多个牙齿松动，常有脓液自牙周溢出。因咀嚼肌受侵、下颌骨骨髓炎常出现不同程度的张口受限。下牙槽神经受累时，可有患侧下唇麻木。上颌骨骨髓炎多见于新生儿、婴儿，感染来源常为血源性。其局部表现为面部眶下明显红肿，并常延至眼周致眼睑肿胀。后期可在内眦、鼻腔及口腔穿破溢脓。

（2）慢性颌骨骨髓炎的临床表现：急性症状大部消退，全身症状已不明显，疼痛显著减轻。局部纤维组织增生、肿胀、发硬。瘘管经常溢脓，甚至排出小块死骨。病变区多个牙松动，龈袋溢脓。当机体抵抗力下降或引流不畅时，可急性发作。

3. 颌骨骨髓炎的危害有哪些?

颌骨骨髓炎治疗延误,可形成广泛颌骨坏死,造成颌骨骨质缺损、病理性骨折,影响进食、呼吸功能等。即使手术治愈也可遗留骨质缺损,需二期整复。少数抵抗力低下、糖尿病以及服用免疫抑制药物等患者,病情可迁延不愈,反复发作,甚至全身消耗成恶病质。

4. 颌骨骨髓炎怎样治疗?

颌骨骨髓炎的治疗是根据临床细菌培养、药物敏感试验的结果,给予足量、有效的抗生素应用。如果已经形成骨髓炎,在急性期应予彻底治疗以免转为慢性。急性颌骨骨髓炎全身治疗时,应用抗生素(甲硝唑、螺旋霉素)控制感染以及提高机体免疫力的药物。局部治疗重点在于及时切开引流,拔除病源牙。慢性颌骨骨髓炎治疗时应积极改善机体状况,保持引流通畅,及时拔除病源牙,彻底清除病灶、刮治或摘除死骨。

颌骨骨髓炎
的护理要点

5. 颌骨骨髓炎如何护理? (视频:颌骨骨髓炎的护理要点)

(1)观察患者生命体征、神志、瞳孔的变化,及时发现病情变化;保持伤口清洁干燥,观察局部伤口肿胀、渗出情况。

(2)提供干净整洁、舒适安全的休息环境,并帮助患者学习放松疗法,分散病痛的注意力。

(3)遵医嘱应用抗生素控制感染,并注意观察用药后反应及效果。患区保持清洁干燥,定期给予换药。

(4)饮食护理:给予高热量、高维生素和营养丰富的流质饮食、每日进餐4~6次,以维持机体需要,促进伤口愈合。病情较重、不能经口进食的患者,需由鼻胃管给予肠内营养。食物应能提供足够的热量,含有丰富蛋白质及维生素且易消化。饮食种类应多样,以保证营养均衡和全面。

(5)口腔护理:保持口腔卫生对预防感染、促进伤口愈合相当重要。应给予口腔护理,每天2次,擦拭3~5天,操作时动作应轻柔,以免创口裂开。每次进餐后,还应用漱口液漱口,以保持口腔卫生。

6.颌骨骨髓炎怎样预防?

颌骨骨髓炎的预防措施:保持口腔卫生,每天早晚刷牙、饭后漱口,养成良好口腔卫生习惯;积极治疗口腔黏膜溃疡,预防感染;定期洗牙,及时治疗龋齿、冠周炎、根尖周炎等牙源性感染。

(王烨华　顾　月　李慧川)

(七)急性细菌性腮腺炎

急性细菌性腮腺炎(化脓性腮腺炎):是由细菌感染引起,主要为金黄色葡萄球菌,其次为链球菌。常见病因为腮腺分泌功能减退(如机体抵抗力及口腔生物学免疫力降低、手术禁食等原因)、腮腺导管口堵塞,以及腮腺淋巴结炎、邻近组织炎症波及等。

1.急性细菌性腮腺炎有哪些症状?

急性细菌性腮腺炎的初期症状主要为疼痛,逐渐引起以耳垂为中心的腮腺区肿大,腮腺导管口可呈现红肿,压迫肿大的腮腺区导管口,可有脓性或炎性分泌物流出。如不及时治疗,可致腺体组织坏死,扩散至整个腮腺组织并向周围组织扩散。急性细菌性腮腺炎的临床特征:腮腺肿大、胀痛或持续性跳痛、皮肤发红、张口受限等。

2.急性细菌性腮腺炎怎样治疗?

炎症早期局部可用冷敷、理疗等方法治疗。还要针对病因治疗,纠正水、电解质及酸碱平衡。选用有效抗菌药物,从腮腺导管口取脓液进行细菌培养及药敏试验,根据药敏试验结果应用敏感抗生素。内科保守治疗无效、发展至化脓时,需切开引流。

3.急性细菌性腮腺炎患者如何护理?(视频:急性细菌性腮腺炎患者的护理)

保持病室安静,注意休息。监测体温变化。注意保持口腔卫生。炎症

急性细胞性
腮腺炎患者
的护理

早期协助患者对局部病灶理疗。急性化脓性腮腺炎化脓时,要进行脓肿切开引流术。做好沟通与安慰,使患者保持良好的心态,配合治疗。做好饮食指导,保证营养支持等。

4. 怎样预防急性细菌性腮腺炎?

保持口腔清洁卫生是预防其发病的重要环节。加强口腔护理,养成早晚刷牙习惯,合理使用漱口水。保证合理均衡的饮食,少吃或不吃辛辣刺激性食物。加强体育锻炼,提高机体抵抗力。养成良好的作息习惯,戒除烟酒等。

(顾 月 李慧川 王烨华)

(八)痄腮危害知多少

痄腮即流行性腮腺炎,是儿童常见的急性呼吸道传染病,它的病原体为流行性腮腺炎病毒。常见的以腮腺的非化脓性肿胀为特征,伴发热及轻度全身不适,儿童患者易并发脑膜脑炎。传染源为早期患者及隐性感染者。主要传播途径为呼吸道飞沫传染。在腮腺肿大前数日至整个腮腺肿大期间,均有传染性。大多数发生于学龄前或学龄期儿童,在集体儿童机构中,易于暴发流行。所以,儿童在患病期间,不要去上学,应在家进行隔离休息。感染后可获得持久的免疫力。冬春季为发病高峰,其他季节可见散发。

1. 痄腮有哪些表现?

痄腮的潜伏期比较长,为 8~37 天,一般 18 天左右。腮腺肿大、疼痛是最常见的表现,有的患儿腮腺肿大前有发热、倦怠、头痛、食欲缺乏等前驱症状;有的患儿没有前驱症状,以腮腺肿大、疼痛为首发症状。在起病 24 小时内患儿诉腮腺部位痛,尤其在张口进食或食入酸性食物时。患儿面部可见一侧或双侧腮腺相继肿大,可于数小时内达高峰。面部肿大以耳垂为中心呈弥漫肿大,向前、后、下发展,边缘不清,表面发热不红,触之有轻度压痛且有韧性感。有疼痛及触痛,咀嚼食物时疼痛加重。腮腺肿大一般持续 3~7

天达高峰,之后逐渐消退。颌下腺和舌下腺也可同时受累或单独出现腮腺肿大。患者可有不同程度发热,持续时间不一,短者 1~2 天,多为 5~7 天,亦有体温始终正常者。

2. 痄腮有哪些危害?

痄腮的危害是能引起多种并发症,有些甚至危及生命。痄腮的并发症:脑膜脑炎、睾丸炎和卵巢炎、肾炎、心肌炎、胰腺炎、病毒性眼病、病毒性耳聋等。

(1)脑膜脑炎。腮腺炎病毒对中枢神经系统有较强的亲和力,患儿受到腮腺炎病毒感染后,约有1/3 会出现脑部受侵害的症状,主要表现为头痛、发热、恶心、呕吐、颈项强直、嗜睡等。病变发生在脑神经还可引起眩晕、耳鸣、口眼歪斜、视物不清等症状。腮腺炎病毒引起的脑膜脑炎绝大多数都能在10 天左右痊愈,个别患儿会发生脑积水,甚至死亡。

(2)睾丸炎和卵巢炎。睾丸炎和脑膜脑炎一样,可发生在腮腺肿大之前、之中和之后。主要症状是睾丸疼痛肿胀,用手触摸时睾丸变硬,肿大的阴囊皮肤增厚,皮皱明显减少,鞘膜内也可产生少量积液。全身症状有发热、寒战、头痛、下腹部痛。如果是右侧睾丸肿大可引起右下腹痛,产生类似阑尾炎样的症状。

(3)肾炎。腮腺炎病毒可以直接损害肾小球和肾小管,发病多在腮腺肿大消退时出现,只有少数患儿与腮腺肿大同时发生。

(4)心肌炎。腮腺炎时,有的患儿还伴有多汗、面色苍白、心慌、气喘、口周发绀、四肢发凉、吐泡沫样痰、不能平卧等症状。心电图可见明显的心电图改变,个别病情严重的患儿,可因心功能衰竭而死亡。

(5)胰腺炎。由于腮腺炎病毒对腺体组织的亲和力较强,作为腺体之一的胰腺常不能幸免,有的患儿出现腹泻、恶心、呕吐等症状。病程大约 1 周左右。

(6)病毒性眼病。孩子受腮腺炎病毒感染后,可引起眼部急性炎症,如泪腺炎、结膜炎、角膜炎、虹膜炎等,其中最多见的就是泪腺炎。此病预后良好,只有个别患儿可发生视神经萎缩。

（7）病毒性耳聋。病毒性耳聋可发生在腮腺肿大之前或腮腺肿大消退之后,发病时患儿有头晕、耳鸣、恶心等症状。年龄较小的患儿,常因不善表达被忽视,有的可造成永久性耳聋。

3. 痄腮患儿如何护理?

患儿应卧床休息。保持室内温度适宜,发热时应给予清淡和富有营养的流质或半流质食物。腮腺肿胀期内避免酸性食物,注意口腔清洁。腮腺肿痛时,可给予局部冷敷止痛,多喝水,直至体温下降,病情好转。注意观察患儿有无神志改变、呕吐及睾丸肿痛等,及时告知医师确诊,给予处理。保持皮肤和手指清洁,剪短指甲。早期隔离患者,隔离期直至腮腺肿胀完全消退。接触者一般不需隔离,但在集体儿童机构等应留验 3 周,对可疑者应立即暂时隔离。勤通风、勤晒被子,保持个人卫生,保证充足的休息及合理的饮食。自动免疫:目前麻疹、腮腺炎和风疹三联疫苗免疫效果较好,属于国家免疫规划接种,初种对象为 8 月龄和 18～24 月龄各 1 次,皮下或肌内注射。接种疫苗可有效预防腮腺炎的发生。

4. 怎样预防痄腮?

痄腮属于自限性感染性疾病,大多预后良好,但合并心肌炎、重症脑膜脑炎者预后欠佳,甚至引起死亡。可采取以下措施预防感染痄腮。

（1）控制传染源。隔离患者至腮腺肿胀消退后 1 周。

（2）切断传播途径。本病流行期间,对易感者较多的机构室内要勤通风,进行空气消毒,勤晒被褥,对切断传播途径有一定益处。

（3）保护易感人群。接种疫苗,给予适龄婴儿按国家免疫规划接种麻疹、腮腺炎和风疹三联疫苗,可有效预防腮腺炎。

（王云霞　李慧川　顾　月）

四、口腔肿瘤护理

(一)腮腺肿瘤

腮腺位于外耳道的前下方。腮腺区可发生多种类型的肿瘤,以良性肿瘤居多,恶性肿瘤少见。

1. 为什么会发生腮腺肿瘤?

腮腺肿瘤确切病因不明,但其诱因是多方面的,如营养不良、曾患有其他腮腺疾病、吸烟等。此外,家族遗传病史、个人体质、生活习惯、外界不良刺激等多种因素,也可诱发腮腺肿瘤。有些肿瘤还与放射线有关,日本原子弹爆炸区幸存者中,唾液腺恶性肿瘤的发病率9倍于正常人群。

2. 腮腺肿瘤有哪些表现?

腮腺肿瘤不容易发现,只有在洗脸或摸耳垂时偶然发现。临床上触诊可摸到耳垂下方腮腺区肿物,不痛不痒,病程可达数十年。如果腮腺肿瘤短期内迅速变大,伴有同侧面瘫(口角歪斜、鼻唇沟变浅、额纹消失、闭眼不全等)及肿瘤固定疼痛,则肿瘤可能恶变。

3. 腮腺肿瘤怎样治疗?

腮腺肿瘤的治疗以手术切除为主,恶性肿瘤术后辅以放射治疗。手术治疗的原则是完整彻底切除肿瘤及保护好面神经。良性及无明显侵犯的恶性肿瘤,一般连同肿瘤的腮腺全叶切除,如已有面神经麻痹,或手术中发现肿瘤侵犯神经者,实施全腮腺及面神经切除手术。大多数腮腺肿瘤手术需要解剖面神经,手术过程中可能会有面神经的损伤,术后一小部分患者可能会出现面神经轻度麻痹症状,一般3~6个月即可恢复。

腮腺肿瘤患者术后护理

4. 腮腺肿瘤患者术后如何护理?(视频:腮腺肿瘤患者术后护理)

(1)病情观察:观察患者的生命体征、神志、瞳孔等的变化,及时发现病情变化。

(2)保持呼吸道通畅:及时清理患者的口鼻分泌物,保持呼吸道通畅,防止窒息。引流管拔除后,使用颅颌绷带加压包扎切口,要注意观察切口渗血及呼吸情况。

(3)切口护理:及时更换切口敷料,保持切口清洁干燥,观察切口局部肿胀、渗出情况。

(4)口腔护理:术后给予口腔护理,每天2次,擦拭3~5天,操作时动作应轻柔,以免创口裂开。可主动配合的患者,每次进餐后应用漱口液漱口。

(5)眼部护理:如果术后眼睑不能闭合,患眼可涂红霉素眼膏,以保护眼角膜,防止暴露性角膜炎的发生。

(6)饮食护理:腮腺肿瘤术后3个月内应忌食酸性食物,以防唾液潴留,影响创口愈合。唾液分泌多者,遵医嘱给予阿托品药物应用。

(7)管道护理:术后如放置有负压引流管,应保持引流管通畅,勿使引流管扭曲、折叠、受压,防止引流管滑脱,注意观察引流液量、颜色、性质,如有异常及时通知医师给予处理。

(8)出院指导:患者应在3个月、半年复诊,不适随诊。腮腺恶性肿瘤患者术后1个月按医嘱进行放射治疗。

5. 怎样预防腮腺肿瘤?

养成良好的生活习惯,规律作息,远离烟酒。合理地摄入新鲜蔬菜和水果,保持营养均衡。做好防晒工作,避免紫外线暴晒。术后患者遵医嘱定期复查,不适随诊。

(王云霞 王 鑫 王烨华)

（二）成釉细胞瘤

成釉细胞瘤（又称造釉细胞瘤）是常见的牙源性上皮性良性肿瘤之一，生长缓慢，平均病程6年左右。早期无自觉症状，后期颌骨膨隆，可引起面部畸形和功能障碍。

1. 成釉细胞瘤有哪些表现？

成釉细胞瘤的临床表现：颌骨无痛性进行性肿大，往往无特殊自觉症状，但可致面部畸形。咬合关系错乱、牙齿移位松动或脱落、偶有病理性骨折、颌骨膨隆、表面结节状、凹凸不平，有时伴有乒乓球样压弹感，X射线片示颌骨膨隆、不规则多房性囊性透光影像、此边缘不光滑，有半月状切迹，分房大小悬殊，波及牙槽骨者可有明显的"根尖浸润征"（牙根尖的牙槽骨质呈不规则的破坏与吸收、牙根可呈锯齿状或截断样吸收）。如有迅速长大同时伴疼痛溃疡等症状，X射线表现为骨间隔破坏消失、呈斑点状影像时，应疑有恶变。

2. 成釉细胞瘤怎样治疗？

成釉细胞瘤的治疗以手术切除为主，对较小的肿瘤，可行下颌齿槽骨边缘性切除，以保存下颌骨的连续性。也可根据病情行刮治术，这种手术方式的优点是可保存功能及容貌，但复发率较高。对较大的肿瘤，应将病变的颌骨节段性切除，以保证术后不再复发。下颌骨切除后，可用腓骨皮瓣重建修复，这种手术方式可保证患者颌骨的形态及功能，但手术复杂、费用较高。

成釉细胞瘤的治疗

3. 腓骨皮瓣修复手术患者术前如何准备？

术前需准备湿巾、抽纸等，以备术后清洁卫生用。患者术后如果佩戴气管插管，会影响患者说话交流，需提前准备笔、硬皮本、小卡片或写字板等，方便患者术后交流。患者需在术前1周戒除烟酒，术前1天洗澡，更换清洁衣物，术前8小时禁食、禁水，取下所有饰物，禁止化妆，如涂抹口红、腮红、指甲油等。术前还需留置胃管、尿管等。

4. 腓骨皮瓣修复手术患者术后如何护理？（视频：腓骨瓣治疗成釉细胞瘤患者的护理）

腓骨瓣治疗
成釉细胞瘤
患者的护理

（1）卧位护理：头部制动5天，术后第3天，根据病情抬高床头30度，术后第5天可床上坐起。

（2）管道护理：术后患者有气管插管、胃管、尿管、术区负压引流管及输液管路，要注意妥善固定这些管路，保持管路通畅，防止脱管。同时，注意观察各种引流管的引流液颜色、性质及量。

（3）切口护理：颌面部手术切口缝合之后，留置一个橡皮引流条，手术后48小时可见术区渗血，敷料渗透时需及时更换敷料，术后72小时可根据术区情况给予换药，保证切口敷料的清洁，预防切口感染。

（4）发热护理：术后3天内可有发热，体温不超过38.5摄氏度时，可给予温水擦拭降温，如果体温超过38.5摄氏度，可遵医嘱给予药物降温。

（5）饮食护理：术后需鼻饲饮食10～15天，拔除胃管后仍需进食流质饮食，根据患者术后吞咽功能及切口愈合情况，再逐渐过渡到半流质、软食。鼻饲饮食的种类可选择如混合奶、匀浆、鸡汤、排骨汤、菜汁、果汁、肠内营养素等。

（6）心理护理：术后需长达5天卧位制动，患者可能焦虑不安，应安抚鼓励患者，消除其不良情绪，使其以积极的心态配合治疗。

5. 怎样预防腓骨皮瓣修复术后并发症的发生？

腓骨皮瓣修复术后，应注意预防压疮、肺炎、下肢静脉血栓等并发症的发生。

（1）压疮的预防。较长的手术时间和术后卧位制动，极易引起受压部位的压疮。预防压疮应做好以下几个方面：①术后注意勤翻身，避免局部皮肤长期受压，给予局部减压。②保持皮肤清洁干燥，床单位平整无褶皱，及时更换潮湿衣物。③术后可预防性应用保护皮肤的水胶体敷料，贴于皮肤的受压部位，以预防压疮发生。④增加营养，平衡饮食。增加蛋白质、维生素及微量元素的摄入。

（2）肺炎的预防。术后长时间卧床,对于老年患者应注意预防肺炎、肺不张的发生。①可进行深呼吸肺功能训练,有痰及时咳出。勤翻身,多拍背。②房间开窗通风,保持室内空气清新,冬季注意患者保暖,防止受凉。严格按照要求给予监测体温变化,如有异常及时告知主管医师处理。③加强营养,提高患者机体抵抗力。鼻饲饮食时注意缓慢匀速地推注,避免误吸,防止肺炎发生。

（3）下肢深静脉血栓的预防。①术后每天 2 次给予双下肢气压治疗,给予抗血栓压力带应用。②禁止在下肢穿刺行静脉输液,避免术后在小腿下垫枕,以影响小腿深静脉回流;鼓励患者的足和足趾经常主动活动。③监测患者的血凝指标,给予定期的下肢静脉彩超检查,预防性给予低分子肝素钙针皮下注射。④术后患者要注意多饮水,每天给予膳食纤维素 1～3 次,预防便秘。

（4）皮瓣坏死的预防。术后定时观察皮瓣,早期发现皮瓣危象,及时探查处理,一旦确定皮瓣坏死,及时给予清除坏死组织。并向患者及家属做好安抚工作。

（王烨华　王　鑫　王云霞）

（三）正确认识舌癌

舌癌是口腔癌中最常见的恶性肿瘤,舌癌多发生于舌缘,其次为舌尖、舌背及舌根等处,患者可有局部白斑病史或慢性刺激因素。一般恶性程度较高、生长快、疼痛明显、舌活动受限,导致说话、进食及吞咽均发生困难。当病情进展至舌处于完全固定状态时,会产生张口、吞咽困难。晚期常并发组织坏死、出血、营养障碍以及吸入性肺炎。由于舌癌在临床上早期症状不明显,往往不容易被发现,当确诊时病情已经发展到了中晚期。

1. 为什么会发生舌癌?

舌癌病因尚不明确,但其发生与下列因素有一定关系,如热、慢性损伤、紫外线、X 射线及其他放射性物质等,都可能成为致癌因素,例如舌及颊黏膜癌可发生于残根、锐利的牙尖、不良修复体等长期、经常刺激的部位。另外,神经精神因素、内分泌因素、机体的免疫状态以及遗传因素等,都可能与舌癌的发生有关。

2. 舌癌的早期有哪些表现?

(1)口腔内有多次原因不明的出血和张、闭口困难。

(2)突然出现牙齿松动、脱落、咀嚼食物时牙齿咬合不良、有假牙者自觉假牙不适、口腔与咽部麻木、疼痛,经一般对症治疗不见好转。

(3)口腔黏膜出现长期不愈(超过 1 个月)的溃疡。

(4)口腔内突然出现黏膜红斑、水肿、糜烂、白斑皲裂、扁平苔藓、隆起和颗粒状肉芽等,虽无明显不适,但经过治疗 2 ~ 4 周非但不愈,反而慢慢扩散增大。

(5)唾液分泌增多、流涎、鼻涕带血、吞咽哽噎感、颌面部肿块及淋巴结肿大并且持续存在,甚至逐渐加重。

3. 发现舌癌怎么办?

早期发现、早期诊断、早期手术治疗,是舌癌治疗的主要手段。发现舌癌或怀疑舌癌者,应尽早到二级或三级医院的口腔科或口腔颌面外科就医,由专科医生诊治,早期舌癌的规范治疗,其 5 年生存率可达到 60% 以上。切忌讳疾忌医、麻痹大意、拖拖拉拉、有病乱投医、听信偏方而贻误早期治疗的时机,造成不可挽回的严重后果。

4. 舌癌的治疗方法有哪些?

舌癌术前及皮瓣修复术后

舌癌的治疗方法以手术切除为主,联合颈淋巴清扫,术后辅以放化疗等。随着社会经济的发展,人们对术后生活质量也有了一定的要求,舌癌术后游离皮瓣修复重建技术应运而生,此手术方法保证了患者舌的完整性,使患者进食、语言等不受影响,极大地提高了患者的生活质量,增加了患者术后回归社会的自信心。

5. 舌癌患者术后如何护理?（视频:舌癌患者的术后护理）

舌癌患者的
术后护理

（1）密切观察患者生命体征,遵医嘱给予心电监护,监测患者心律、血压、呼吸及血氧饱和度情况。

（2）密切观察患者的呼吸,及时发现呼吸困难、喉阻塞症状。患者术后留置人工气道,应维护人工气道的正确位置,及时清理呼吸道分泌物,保持呼吸道通畅。若患者舌体用缝线牵拉,将舌线固定于口角处,以防舌后坠,应注意保持缝线固定稳妥。

（3）切口护理:保持切口敷料清洁干燥,注意观察患者术区有无肿胀、渗血。如果术区敷料渗透,需及时更换。

（4）皮瓣护理:皮瓣的护理有以下几个方面。①皮瓣观察频率:手术当天每30分钟观察记录1次,术后第1~3天内,每1小时观察记录1次;术后第4~5天,每2小时观察记录1次。术后常规观察5天,术后第6天停止观察,如遇特殊情况酌情延长观察时间。②皮瓣颜色:如皮瓣颜色变白、皮纹增加、肿胀不明显,则提示有动脉供血不足的可能;如皮瓣颜色变暗、有瘀斑、皮纹消失、水肿明显,则有静脉回流障碍的可能。③皮瓣温度:皮瓣的皮肤温度会略低于邻近组织皮温,若皮瓣皮温明显低于邻近正常组织时,提示有可能发生血液循环障碍,需加强观察。④毛细血管充盈试验:用棉签轻压皮瓣,皮肤变白后移去棉签,皮肤颜色3秒左右恢复正常。若毛细血管充盈时间缩短或增加,提示可能存在血管危象。⑤针刺出血试验:此方法由医生操作,对于颜色发生改变的皮瓣,无法马上判断是否有血管危象时,可用无菌针头刺入皮瓣0.5厘米,针头拔出后如见鲜红血液渗出,说明血供正常;若针刺后不见血液渗出或渗出血液颜色加深,提示可能存在血管危象。

（5）管道护理:术后术区需留置负压引流管5~7天,留置期间需注意保持管路的负压及通畅,避免管路堵塞及脱出。术后留置尿管需保持尿管通畅,间断夹闭尿管2天,以训练膀胱功能,术后2~3天拔除尿管。

（6）遵医嘱给予药物应用:如抗生素、促进伤口愈合的药物及扩容药物等,注意观察用药效果及反应。

（7）饮食护理:术后需鼻饲流质食物10~15天,注意保持鼻饲管的通畅。保持口腔卫生,遵医嘱给予口腔护理。

（8）舌功能的训练:术后 1 个月开始进行舌功能训练,如舌前伸、上卷、侧伸、下抵、转动等,语音训练从简单语言到复杂语言。坚持训练 3 ~ 6 个月。

6. 怎样预防舌癌?

积极了解舌癌的有关知识,认识舌癌的危害性。保持口腔卫生。保证营养,注意营养的平衡,戒除烟酒,拒绝不良饮食习惯,及时治疗残根、残冠,去除不良刺激。积极处理和治疗癌前疾病。不讳疾忌医,发现舌癌病变,应及早就医,力争做到舌癌的早期发现、早期诊断和早期治疗!

（王云霞　王　鑫　王烨华）

（四）口腔手术后的饮食护理

口腔颌面外科疾病包括唇腭裂,颌面部间隙感染,上、下颌骨骨折,颞颌关节疾病,口腔肿瘤等。由于病变部位和手术切口在口腔,给患者在术后如何进食带来困惑,下面我们就一起来学习口腔手术后的饮食护理。

1. 饮食有哪些种类?

饮食的种类有基本膳食、治疗膳食和试验膳食。

（1）基本膳食。医院中常用的普通饭、软食、半流质、流质通称为基本膳食。其他膳食多数都是在基本膳食的基础上衍化而来,如高蛋白普食、低盐半流质等。

（2）治疗膳食。根据患者的病情需要饮食可分为:高蛋白饮食、低蛋白饮食、低盐饮食、无盐饮食、低钠饮食、低脂肪饮食、低胆固醇饮食、糖尿病饮食、少渣饮食、高纤维饮食等。

（3）试验膳食（亦称诊断膳食）。试验膳食是指在特定的时间内,通过对膳食内容的特殊调整,协助诊断疾病,是配合临床检查病因,明确诊断的一种辅助手段。有胆囊造影检查膳食、潜血试验膳食、内生肌酐清除率试验膳食等。

2. 什么是流质饮食？

流质饮食是极易消化、含渣很少、成流体状态或在口腔内能融化为液体的饮食。如面汤、米糊、藕粉、蒸蛋羹、蛋花汤、牛奶冲鸡蛋；各种牛奶及奶制品，如奶酪、酸奶、冰淇淋、可可牛奶、豆浆等；蔬菜汁，芹菜汁、黄瓜汁、番茄汁等；鲜果汁、苹果汁、梨汁、石榴汁、西瓜汁等；汤类、清鸡汤、清肉汤等。流质饮食主要用于颌面外伤、骨折、囊肿及口腔肿瘤术后不能张口的患者。如进食流质饮食时间较长，应注意补充热能及营养。

3. 什么是半流质饮食？

半流质是介于软食与流质饮食之间，外观呈半流体状态，细软、更易于咀嚼和消化的饮食。如菜泥、肉泥、碎面条、蛋花粥、蛋羹、豆腐脑等。将水果制作冰沙，如香蕉等软水果、煮熟的糙米或其他完整谷物、切碎的鸡蛋等。半流质饮食适用于张口受限、口腔溃疡、扁桃体切除后以及拔牙术后患者食用，是口腔疾病术后的常用饮食。一般应用半流质饮食时间较长，需足够的热量，充足的蛋白质，脂肪不用限量。每天 4～5 餐，食物品种应多样化。

4. 什么是软食？

软食比普食更容易消化，特点是质地软、少渣、易咀嚼。如面条、烂米饭、粥、馄饨、肉丸、蛋炒饭、鱼丸、牛奶等。适用于拔牙患者或老年人食用。

5. 口腔手术后多长时间可以进食？

口腔全麻术后 6 小时如无恶心、呕吐等不适，可进流质饮食。如有恶心、呕吐暂禁食水，待症状缓解之后再行进食。部分患者因病情（口内术区肿胀增加置管难度及患者痛苦）需要术前留置胃管，此类患者术后常规给予胃肠减压，待引流液颜色至墨绿色时可给予流质饮食。口内有切口者，术后 3 天流质饮食，然后是半流质、软食，再逐渐过渡至普食；口内无切口患者，术后第 1 天流质饮食，之后逐步过渡至普食。对于口腔术后患者，应忌食辛辣刺激性食物，腮腺患者术后 3 个月内，忌食酸辣刺激性食物，以减少唾液分泌，避免引起涎漏。

自制匀浆膳

6. 怎样自制匀浆膳?（视频：自制匀浆膳）

匀浆膳是一种外观均匀的浆液流质膳食,由于其所用食物广泛,营养成分齐全,经过食物料理机捣碎配制而成。因其含有一定膳食纤维可防止便秘。由于匀浆膳是一种自然饮食,故无副作用,口味较好、经济实惠,易为患者接受,因此可以长期使用。凡不能经口正常进食及昏迷的患者,均可采用。它是根据人体的营养需要及饮食特点,选用优质蛋白粉、大豆蛋白、奶粉、鸡蛋、鱼、肉等高蛋白营养食品配料,配以大米、粗粮、新鲜蔬菜、植物油等自然食材,参照中国营养学会推荐的每日膳食营养素参考摄入量要求,兼顾营养成分的全面性、均衡性,具有口感好、易消化、配置方便的特点。

(1)自制匀浆膳的适应证。病情较重、有较长时间的意识障碍、吞咽功能丧失,甚至处于昏迷状态,无法经口摄取食物,容易造成营养不良和免疫力明显下降,增加感染发生率,最终延缓患者的康复进程。因此,患者需长期留置胃管获取营养,肠内营养已成为维持患者营养状况的一种重要支持。而自制匀浆膳方便患者日常食用,是用日常的食物配制而成,营养成分与日常饮食相似,对患者胃肠道无刺激,目前已广泛应用于临床。因此,无论是医护人员,还是患者家属,都有必要掌握匀浆膳制作方法。

(2)匀浆膳制作方法。先将大米和粗粮加水煮成粥,胡萝卜蒸熟切块,牛奶煮熟。再用油将鸡蛋、瘦肉、芹菜、胡萝卜加盐炒熟。最后用食物料理机,将炒熟的食物和粥搅碎混匀,加入牛奶即制成匀浆膳。

(3)应用匀浆膳的注意事项。匀浆膳必须新鲜配置,4~8摄氏度冰箱可保存24小时。管饲患者根据病情由稀至稠,由少至多(100~200毫升)每次用量不超过200毫升,每天4~6次,每次间隔时间3~4小时。匀浆膳注入时的温度应保持在38~40摄氏度,避免过凉或过热,从冰箱内取出的匀浆膳,应煮沸晾温后使用。

鼻饲患者的
居家护理

7. 鼻饲患者出院后如何进行居家护理?（视频：鼻饲患者的 居家护理）

胃管(鼻胃管、鼻饲管喂食)是由鼻孔插入,经由咽部,通过食管到达胃部,多是用来抽胃液,也可以用来注入液体给患者提供必需的食物和营养。

口腔肿瘤术后部分患者,因张口受限、口内缺损较大而不能自行进食,需长期留置胃管,下面简单介绍一下鼻饲患者出院后的居家护理。

(1)鼻饲液的配置:根据患者的病情除常规营养液外,还可自行配置富含多种维生素、易于消化的流质饮食,如奶、豆浆、米油、面汤、菜汤、鸡汤、鱼汤等,也可选用胡萝卜、芹菜、西红柿及各种水果榨汁。

(2)鼻饲液的温度:鼻饲液的温度要保持在 38~40 摄氏度,或放在前臂内侧不觉得烫。每次 200 毫升左右,每次间隔时间 3~4 小时。每次鼻饲液注入前后,都需要用温开水冲洗管道,以保持鼻饲管的清洁和通畅。

(3)鼻饲时患者的体位:鼻饲时抬高床头 30~40 度,鼻饲后保持原体位 30~60 分钟,以避免进食过程中及进食后的呛咳、呕吐、误吸及反流等情况,防止肺炎并发症的发生。

(4)鼻饲管的更换时间:鼻饲管(硅胶)留置时间为 1~3 个月,如有不适及时至医院进行更换。

(5)鼻饲患者的口腔护理:鼻饲患者需每日清洁口腔,以保持口腔卫生。张口受限者可用棉签清洁口腔;意识清楚合作的可以用牙刷清洁,鼓励患者刷牙、漱口,养成良好的口腔卫生习惯;生活不能自理的患者可给予口腔护理。

(6)鼻饲患者常见并发症的预防　鼻饲患者常见的并发症有腹泻、恶心呕吐、误吸、鼻饲管移位及脱出等。①预防腹泻、恶心、呕吐:控制鼻饲液的浓度,便于患者耐受。控制注入量和注入速度,鼻饲液宜从少量开始,逐渐增加,一般每次不超过 200 毫升。调节鼻饲液的温度。鼻饲液应现配现用,避免鼻饲液污染、变质,保持灌注器的清洁、无菌。②预防误吸:鼻饲时选择合适的体位,一般取半坐卧位。选用管径适宜的胃管,注意鼻饲液注入速度不宜过快、压力不可过高,防止呛咳及误吸。注入鼻饲液的量、浓度应逐渐增加,并及时检查与调整鼻饲管位置。③预防鼻饲管移位、脱出:每次更换鼻饲管,应妥善固定,防止脱管。每天更换固定用胶布,同时更换鼻饲管的位置,避免同一部位长时间受压。

(王云霞　王烨华　王　鑫)

参考文献

［1］赵佛容.口腔护理诊疗与操作常规［M］.北京:人民卫生出版社,2018.

［2］李龙江.口腔急诊诊疗与操作常规［M］.北京:人民卫生出版社,2018.

［3］赵佛容,席淑新.眼耳鼻咽喉口腔科护理学［M］.北京:人民卫生出版社,2017.

［4］张景慧.口腔保健和常见疾病防治［M］.北京:科学出版社,2017.

［5］邱蔚六,韩德民,张志愿.口腔颌面颈部创伤［M］.武汉:湖北科学技术出版社,2016.

［6］丁淑贞,丁全峰.口腔科临床护理［M］.北京:中国协和医科大学出版社,2016.

［7］吴宣,张卫红,宋清.实用口腔护士操作手册.初级篇［M］.北京:中国协和医科大学出版社,2016.

［8］李秀娥,王春丽.实用口腔护理技术［M］.北京:人民卫生出版社,2016.

［9］张震康,俞光岩,徐韬.实用口腔科学［M］.4版.北京:人民卫生出版社,2016.

［10］高宁,刘颖蒙,付坤,等.折叠腓骨瓣修复下颌骨缺损后种植修复的疗效观察［J］.中华口腔医学杂志,2018,53(1):26-29.

［11］郭媛.以童趣化理念为导向的护理策略对唇腭裂患儿术后疼痛程度、并发症及家属满意度和情感状况的影响［J］.检验医学与临床,2018,15(2):259-262.

［12］宁晓丽.成人流行性腮腺炎舒适护理的效果与分析［J］.中国保健营养,2018,28(2):245.

［13］胡琛,张磊涛,罗醒红,等.低龄原发腮腺多形性腺瘤［J］.分子影像学杂志,2018,41(1):31-34.

［14］张帆,曾泳辉.饮食护理在临床中有效实施的调查及护理对策［J］.中国

保健营养,2018,28(2):307-308.

[15]陈洁.口腔护理结合饮食干预对口腔溃疡疗效的影响[J].饮食保健,2018,5(4):220-221.

[16]孟丽,刘浩,沈军,等.前臂皮瓣与股前外侧皮瓣修复舌癌术后缺损的供区主观满意度比较[J].天津医药,2018,46(1):81-83.

[17]袁惠玲.口腔舌癌与口底癌患者的预后及影响预后的因素分析[J].医学理论与实践,2017,30(20):3052-3053.

[18]刘志琴.舌癌扩大切除血管吻合术的护理配合[J].中国药物与临床,2017,17(11):1705-1707.

[19]孙金洋.浅谈口腔颌面外科门诊手术的护理[J].全科口腔医学电子杂志,2017,4(9):25-27.

[20]安俊红,刘娜.品管圈活动提高唇腭裂患儿术后正确喂养率的效果观察[J].护理研究,2017,31(15):1900-1902.

[21]吴燕华.唇腭裂患儿的早期喂养现状及相关影响因素研究[J].养生保健指南,2017(49):201.

[22]柳瑞丽.唇腭裂患儿术后夜间护理强化实施及效果评价[J].饮食保健,2017,4(21):219.

[23]石代红,王娜,王蕊.早期语言相关肌肉训练对腭裂修补术后患儿语言功能恢复的影响[J].护理实践与研究,2017,14(23):146-148.

[24]张丽丽.应用快速康复理念持续改进临床唇腭裂患儿围术期的护理质量的效果观察[J].当代护士(上旬刊),2017(11):90-92.

[25]朱萌莹,安嫄,陈龙金,等.腭裂序列治疗中系统性语音训练的疗效分析[J].中国医疗美容,2017,7(12):62-65.

[26]高继红,许素琴,袁芳.创伤外科整形缝合术临床观察及护理研究[J].中国医疗美容,2017,7(8):51-53.

[27]汪美凤.游离腓骨皮瓣修复成釉细胞瘤颌骨缺损3例围手术期护理[J].福建医药杂志,2016,38,(4):153-155.

[28]蔡尚宏,桂文武.唇腭裂相关病因学研究进展[J].现代医药卫生,2016,32(12):1839-1841.